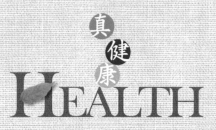

真健康

HEALTH

文長安——著

權威食品安全專家

教你安心買，健康吃

9個基本觀念、17種食物陷阱、
5大飲食原則，一次告訴你！

推薦序——

不含添加物的添加物

綠色食材專欄作家 **朱慧芳**

本書的出版可能不是廠商所樂見，卻是讀者的福氣。

　　場景是一所大學內舉辦的食品加工研討會，幾家食品添加物廠商在會場外擺攤介紹新產品，令我印象最深刻的是一種據稱由馬鈴薯分離出的神奇澱粉。業者手上玩弄著完全不黏手，卻可以隨意塑形的膠狀澱粉糰塊，說明加入這種澱粉之後，珍珠粉圓將有重大的突破，不再受到溫度的限制，可以加熱也可以冷凍，還依然保持Ｑ度彈性，「更重要的是，」他強調，「這種澱粉沒有防腐劑，所以是不含添加物的添加物。」

　　會場內的講台上，來自國外的廠商正在介紹濃縮調味料，這些調味料保證是百分百的天然植物萃取物，沒有添加人工味道，也沒有防腐劑。使用濃縮萃取物，可以大量地節省儲存空間、降低運輸搬運的費用、減少廚師備料和烹煮的時間。「更重要的是，」他強調，「針對甘味萃取的調味料口感好，消費者一定會喜歡。」那天他們帶來的樣品有二十幾種，單方的有高麗菜粉、茴香粉、香菇粉等等，複方的有意大利粉、紐奧良炸雞粉等等，令人目不暇給。

校園內的會場只是小型的食品添加物展示場，每年六月的台灣食品展，才是年度盛會。有興趣的讀者，可以在會場內發現更多有趣新奇的食⋯⋯食品嗎？我想應該說是東西吧！食品這個東西，是食物商業化的結果，也是食物工業化的成品，商業與工業聯手主導之後，從泥土到餐桌不再是環狀連結，而是片片段段的專業。種植者、養殖者、製造生產者未必了解全貌，遑論只知道掏錢買的消費者。

　　我們非常高興終於有一本集專業與實務經驗的專書出版，讓消費者可以在眾說紛紜，令人不知適從的混亂資訊當中，找到可以信賴的依據。作者將二十五年的第一線觀察，以淺顯易讀的用字與讀者分享。如果讀者覺得書中詳列的添加物名列實在拗口難懂的話，不如就採納作者的忠懇之言，捨棄食品回歸天然食物吧！

　　任何人都可以找回用嘴巴就可分辨真假食物的能力，而訓練自己口感的第一步就是吃當地、當季、原汁、原味的真食物，並且避免非必要的調味。久而久之，當讀者碰到不合常理的香氣、甜味、彈性、脆度的東西，必然會本能地迴避。

　　《權威食品安全專家教你安心買，健康吃》透明清楚地為讀者解說食品背後的真相，是一本具有教育與參考價值的工具書。類似書籍的出版，必能提升消費群眾對食品加工的了解，進而做出趨吉避凶的採購選擇，而最終也將引發整體食品產業鏈的質變，將飲食安全帶往趨近健康的理想境界。

推薦序——
學習避開食物陷阱

財團法人佛教慈濟綜合醫院主治醫師 **許瑞云**

現代人的飲食越來越多問題，食物中被添加有害人體成分的新聞頻傳，連許多大品牌的食品公司都頻頻出狀況，難以讓人放心。常遇到憂心忡忡的父母來問診或是在我的臉書上留言，提到孩子出現性早熟的徵狀，像是六歲的小女孩還未上小學，乳房就開始發育；還有八歲的小男孩，明明個子還很矮小，個性也還很幼稚，卻已出現第二性徵。這些可能肇因於環境荷爾蒙或飲食不當而導致發展失序的孩子，一旦提早出現第二性特徵時，就很難有效地調理回到該有的生理節奏了。

無論是成人或小孩，診間也常見到各式各樣的過敏、過勞、頭痛、過動，甚至是癌症（特別是肝癌和大腸癌）、中風、心臟病、糖尿病、高血壓等問題，這些年來罹患前述疾病的年齡層正在逐漸下降，而這些疾病的發生和病人的飲食習慣息息相關。臨床經驗證實，如果病人願意調整飲食，養成乾淨健康的飲食習慣，加上適度情緒壓力的調整（事實上，飲食也會影響一個人的情緒），很多的慢性疾病是可以慢慢治癒的。

仔細讀完《權威食品安全專家教你安心買，健康吃》後，我深深覺得這真是一本既實用又難得的好書。作者因為職務的關係，有機會深入瞭解國內各種大小食品工廠和餐廳的運作，進而

發掘出許多常見的食品安全問題，更難得的是書中提供許多簡易測試或分辨的方法，幫助我們區分安全和不安全的食物，教導讀者挑選食物的秘訣，同時教我們辨識許多隱形卻其實很常見的食物陷阱，像是如何不開瓶就可以得知醬油是以自然釀造，或其實是用人工化學劑製造而成。此外，有些標榜未添加防腐劑，卻可能摻入**抗氧化劑、漂白劑、殺菌劑、調味劑或結著劑等化學成分，以達到防腐效果的食品，也可在閱讀本書的過程中，學習如何判斷，進而避開陷阱。**

政府和食品公司並無法做到完全確保個人的食品安全，最好保護自己的方式，應該是建立正確的觀念，進而養成良好的飲食習慣。所以，多閱讀好的相關書籍、多跟專家學習如何挑選好食物和如何避免有毒的食品，是為自己健康把關的有效做法。

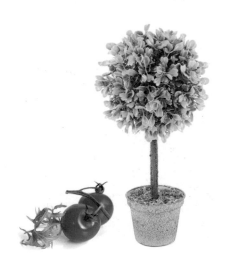

如何確定你吃下肚的每一口都是眞正的食物，還是人工添加物？

　　有道是「民以食為天」，不管在民生物質較匱乏或是富饒的年代，過去的人總以粗茶淡飯、雲淡風輕來滿足口腹之慾，不曾聽說有什麼假醬油，或醬油中有防腐劑、泡麵有抗氧化劑，吃多會變成木乃伊，或者果凍其實都是色素、碳酸飲料是糖精做的等問題。

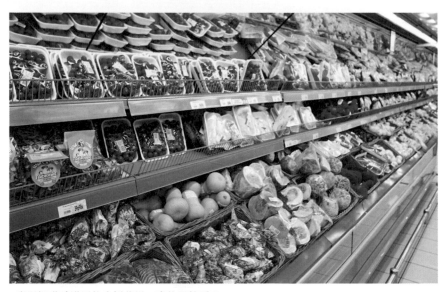

● 賣場裡琳琅滿目的生鮮蔬果，真的天然嗎？

然而在這抗漲的年代，大家都想追求便利快速、物美價廉，所以有越來越多腦筋動得快的商人，紛紛利用食品添加物的合成方式和廣告強打宣傳，企圖魚目混珠，避重就輕地滿足消費者的需求。加上現代食品的加工、冷凍技術越來越厲害，於是大量的包裝食物和各式風味的加工食品開始充斥在各大百貨賣場和便利商店中。

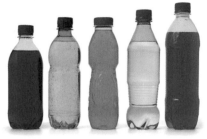

● 這些顏色、口味吸引人的汽水，幾乎都摻了化學調味劑或色素。

這些食品雖然取得方便，不過大家長期食用下來，面臨的最大問題，就是無形當中被吃下肚的人工、非天然的添加物。就連坊間許多標榜甘鮮味美的湯頭，都可能是混合調味劑調製出來的。更不用提有更多強調口味創新的零食、餅乾、汽水、蜜餞、泡麵等加工食品，幾乎也都含有化學成分的調味劑，每吃一口，就可能把膨鬆劑、乳化劑、甜味劑、色素、合成香料等化學添加物一起吃下肚。而為了讓食物容易保存，業者在食品處理過程中，也經常加入防腐劑等非天然物質。

🍽 雞蛋布丁原來沒有雞蛋？!

你知道素蠔油因為不是葷的，所以沒有蠔的成分是可以接受的；但是如果蠔油不是用生蠔、雞粉也不是雞肉、魚露也不是從魚中提煉出來的，你會不會認為這簡直是山寨版的食物，或是偽食物呢？

這樣的情況到處都有：

喝咖啡或下午茶時，隨之附上的奶精其實是植物油、糊精、酪蛋白鈉、奶油香精、乳化劑等成分的混合物。奶油球是植物性油脂的玉米油、棕櫚油和水混合而成，卻沒有一滴成分是來自真正的鮮奶。

關東煮和魚漿、魚板製成的火鍋料，原來是使用了一種叫作「卡德蘭膠黏稠劑」，來取代成本較高的魚漿調製而成的。

看似營養的雞蛋布丁，是用蔗糖、奶粉、高果糖、雞蛋萃取物、乳化劑、香料、鹿角菜膠、食用色素加水做成的，卻連一顆新鮮的雞蛋也沒有。

就連原本來自植物的澱粉，也隨著生產技術的進步，可以完全因應食品加工目的需求而創造出不同的「變性澱粉」（又被稱為「化製澱粉」），常應用在罐頭食品、軟糖、速食麵、冷凍食品、醬燴湯料、沙拉醬、醬油膏、番茄醬中，或是兼作乳化劑和防腐劑效果的使用。

瞭解了以上真相之後，你是否會驚嘆食品添加物的應用真是太神奇了?!

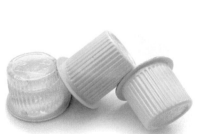

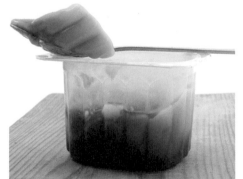

● 奶精不含鮮奶，雞蛋布丁沒有雞蛋，食品添加物真是太神奇。

◉ 為什麼食品工廠裡沒有老鼠和蟑螂？

食品添加物本來就不是天然存在於食品中的物質，而是另外經由化學成分製造出來的產物。「食物」和「食品」的區別，就在於食物是原生的材質，食品則是加工的物質；而大部分的食品都含有高量的食品添加物。俗諺說：「一方食一方人」，當我們總是吃含有高量添加物的食品時，會變成怎麼樣的人？味蕾退化，健康失衡，免疫力被破壞了，難保不引發疾病。而如果連日常食物都變得不能吃了，大家還能吃什麼？

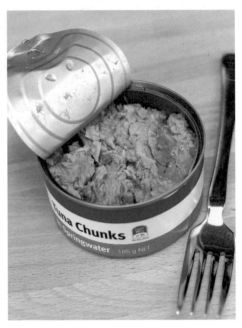

●罐頭食品裡常使用化製澱粉。

儘管衛生署食品管理局（二〇一三年改組為衛生福利部食品藥物管理署）已制定了合法的食品添加物標準和使用規範，但若遇到不肖廠商違規使用，對人體可能會造成極大的傷害。二〇〇八年在中國大陸爆發的「三聚氰胺事件」，以及二〇一一年五月在台灣掀起一陣軒然大波的「塑化劑風暴」，和二〇一三年五月的「毒澱粉恐慌」，正是最明顯的例子。

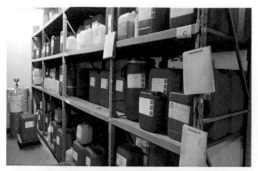
● 這些沒有中文標示的原料桶，令人憂心它們的來源。

也終於因毒澱粉事件，讓主管單位及朝野各方反省食品添加物的必要性以及管理制度，迅速修訂了《食品衛生管理法》，對違法者施以重罰，希望能發揮遏止作用。

在我任職於行政院衛生署食品衛生處期間，因工作緣故，幾乎訪遍了國內各大食品工廠與大小地方餐廳，進行查驗，因而發現許多一般民眾想像不到的現象。比如：明明常見的食用香料卻來自化學工廠，或是以工業原料的科目報關，不需查驗就免稅進口，形成稅收漏洞。或者佼關來源的包裝卻無中文標示，讓人搞不懂真正的成分，常常身處在四周沒有品名的原料桶中，好像來到一家外國工廠。更驚人的是，工廠內根本不需要進行病媒防治措施，因為老鼠、蟑螂、蒼蠅、蜘蛛比人類更清楚吃進化學原料可能危害健康的恐怖後果，早就退避三分，自動止步。

◉ 瞭解真相，吃出健康，生活更美味！

與世界上其他國家政府的食品管理單位比較起來，台灣對於食品添加物的管理政策、法令和民間業者的態度，確實仍存有許多急需改善的執行細節規範。我也深深體會到民眾對於自己究竟吃進了什麼樣的食物，或是想吃哪些食物，應該要有「自有選

擇」和「知」的權利。希望能藉由本書的出版與資訊的流通，讓廣大民眾瞭解食品的真相，懂得認清食品標示，知道如何辨識不好的食品和添加物。唯有吃對食物，才能擁有真正的健康生活。

　　本書共分為三章，第一章將告訴大家對於現代食品應有什麼樣的基本認識，第二章提醒大家市面上常見的食品添加物使用，並教導讀者如何聰明分辨，輕鬆破解，不要掉進食品添加物的陷阱。第三章提供進一步的健康飲食建議，並分享我個人對健康飲食的看法。

　　適逢近來許多攸關民生美食新聞事件陸續連環爆，從肉圓、泡芙、布丁、甜點到問題醬油都有，正好讓大家重新思考飲食方式。我相信，只要大家擁有正確的飲食意識，就能形成力量，越來越重視食品安全，落實「食品衛生好，放心吃到老。健保不愁倒，政府稅收飽」的無毒生活。高雄就有一家五星級飯店表示，因為越來越多消費者要求「請不要摻味精」，因此將從善如流，不再使用雞粉、味精、雞湯塊、柴魚精等人工鮮味劑來料理，這就是最好不過的證明！

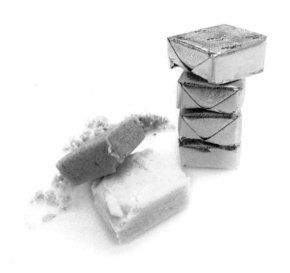

● 少用高湯塊等人工鮮味劑
　已成為現代食品健康潮流。

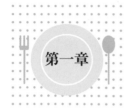

第一章

你應該瞭解的9個基本食品觀念

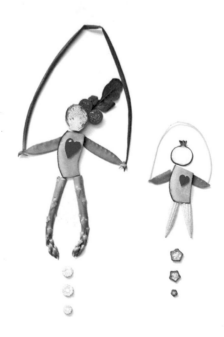

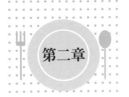

你應該遠離的 **17** 種食物陷阱

第二章

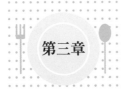

你應該掌握的 **5** 大飲食原則

第三章

第一章

你應該瞭解的9個基本食品觀念

爲什麼現代人越吃越不健康？

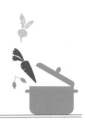

　　通常大家只要是吃不完或者不會馬上吃的食物，就習慣往冰箱裡放，因為總覺得食物一旦放在常溫下太久，很容易腐敗、變質。但如果像早期沒有冰箱的生活該怎麼辦呢？在以前，人們會大量利用醃漬、煙燻、風乾等方法來延長食物的食用期限，甚至藉由動植物、礦物質、微生物等各類不同的天然物來增加食材的風味，這應該算是最早的食品添加物了。

　　可是，提煉自天然物的成分既耗時，產量又不穩定，人事成本也較昂貴，實在趕不上現在凡事追求速成、方便的社會需求。因此，隨著化學工業技術和食品科技的進步，配合不同料理目的

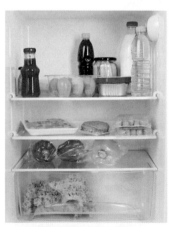

●冰箱雖然有助保存食物鮮度，但並不是萬能。

和大量生產需求而出現了各種食品添加物，種類可說是應有盡有，甚至到了以假亂真的地步。

　　久而久之，大量價格低廉的化學合成品逐漸取代了天然萃取物，甚至混淆了我們的原始味覺，還有嗅覺和視覺感官。

　　只要比較一下現代和過去對於食物的處理方法，就可以清楚地看出其中的差異了。

現代和過去的食物處理方法

食物處理目的	現代	過去
延長保存	防腐劑、抗氧化劑、殺菌劑	曬乾、鹽漬、糖漬、醋、酒、發酵、冷藏
增色	各式各樣的色素；為了雪白就加漂白劑，如蘿蔔糕	紅麴、紅花米（紅蛋、紅龜粿、紅湯圓，紅糟）、硫磺漂白
提香	香精、香料，什麼口味都有，如魚香、肉香、蔬菜香、茶香	八角、肉桂、五香、花椒、蔥、薑、蒜、香菜

食物處理目的	現代	過去
提鮮	以甜味劑、味精等化學物質製造酸味、甜味、甘味和鮮味等味道	醋、糖、鹽、醬油、味噌、香菇、海帶提鮮味
有Q感	硼砂（非法，合法的是重合磷酸鹽）、氧化劑	用人力搓揉（很費力）
添加營養	人工化學合成的維生素A、B、C、E等、礦物質如鈣、鐵……等	雞蛋、牛奶……（食物在加工過程中，有部分的營養會流失）
榨取加工	加入溶劑（如正己烷），可使油全部有效溶出，快速方便，產量增多	油類採手工榨油（如以碾的方式）；煮豆漿時，從容器的大小、火候，到以人工撈泡控制泡泡

食物的戲法五花八門，不知道大家有沒有開始冒冷汗，發現自己原來早就不知吃進了多少化學添加物?!根據統計，目前國內的食品添加物高達八千到九千種，而且仍不斷增加中。如果我們仔細觀察自己一天所吃的食物，包括三餐、點心、零食等，不難發現幾乎都有食品添加物的存在。我們對於食品添加物的使用和依賴程度，幾乎可以用「氾濫」兩個字來形容了。有的加工食品甚至放在室溫下長達一個月都不會變壞！這樣的東西你還敢吃嗎？

　　人的口味是透過學習而來的，如果我們**長期攝取含有化學成分的食品或調味料，味蕾會慢慢退化，變得無法享受天然食物原來的美味，形成感官遲鈍**。不過，這還不是最嚴重的，最可怕的是，這些含有化學成分的食品或調味料會影響身體的代謝，讓體內淪為毒素的堆積場，造成肝腎的過度負擔。一旦身體超過負荷，破壞免疫力，久而久之疾病就跟著來了。

　　老是把不對的食物吃下肚，難怪現代人的身體老是問題多多，健康亮起了紅燈。

我的一週飲食紀錄

用一個星期的時間，從三餐到點心、零食和消夜，記下你每天的飲食內容，你會驚訝地發現自己長久下來，吃進了多少食品添加物！

	早餐	午餐	晚餐	點心、零食和消夜
週一				
週二				
週三				
週四				
週五				
週六				
週日				

無所不在的
食品添加物安全嗎？

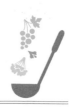

　　廣義的食品添加物包括：一般食品添加物、人工化學合成添加物、天然食品添加物，以及天然食品添加物的加工品。不過，現代的食品製作技術真的很厲害，不管什麼口味的食品，包括食物中的各種香味、口感、色澤，全部都可以用化學物質調製出來，完全不需要從真正的食材中萃取或提煉。

　　食品添加物可以被合理地用來縮短加工製造時間，簡化製造過程。像是以香精、香料就可以取代過去八角、肉桂、五香、花椒、蔥、薑、香菜爆香或熬煮。甜味劑輕輕鬆鬆就能取代糖帶來的甜度。加點色素，馬上就可以增加色澤，或是以溶劑取代手工榨油的萃取方式⋯⋯真是太方便了。

　　然而，過度便利所帶來的結果，就是食品添加物變得無所不在，讓天然食物陷入了「四面楚歌」的危機。

　　你會不會覺得在外面吃東西時，越是鮮、香、甜的口感，越會使人覺得口渴？那就表示太多「美食」都加了添加物。就連火鍋店的各種湯頭或拉麵的高湯，都可以用調味粉

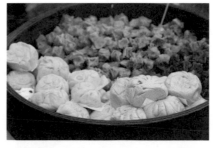

●利用食品添加物，任何香味、口感、色澤都可以調製出來。但是，吃下肚健康嗎？

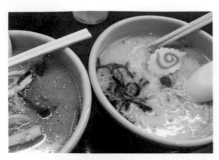

●外面賣的火鍋湯頭或拉麵的高湯，都能輕易用調味粉泡出來。

泡出來。甚至無論是傳統或超級市場賣的生猛海鮮、新鮮蔬果，都有可能加入了保鮮劑或漂白劑以提高賣相。

食品添加物的使用範圍可說是包羅萬象，超乎神技，因為**單單一項食品中，就可能同時加入數種不同的添加物。**以夏天最受歡迎的冰淇淋來說，在製造過程中可能加入了香味劑、調味劑、乳化劑、著色劑、黏稠劑、抗氧化劑、品質改良劑等等。正派經營的業者必須使用合法的種類、品級和用量，更不能故意藉用其他種類的食品添加物來以假亂真，或企圖掩飾劣質原料、降低營養，以致對人體健康有不良影響。

更何況，目前仍有合法但安全上還存有疑慮的食品添加物，如：殺菌劑類的雙氧水，或是保色劑類中的亞硝酸鹽，以及合成色素等等，在選購時還是得留意為妙。

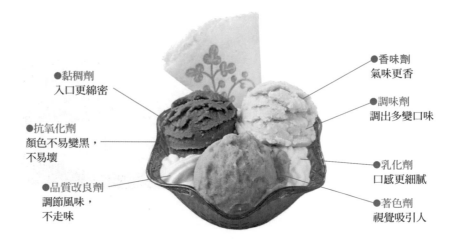

●黏稠劑
入口更綿密

●抗氧化劑
顏色不易變黑，
不易壞

●品質改良劑
調節風味，
不走味

●香味劑
氣味更香

●調味劑
調出多變口味

●乳化劑
口感更細膩

●著色劑
視覺吸引人

食品添加物的用途分類

依據衛生福利部公告的「食品添加物使用範圍及用量標準」，食品添加物依照用途區分為十七類，主要使用目的及常用產品如下：

種類	使用目的	常見使用產品	圖例
防腐劑	延長食品保存期限	調味料、豆類及醃漬品等含水量高的產品	
殺菌劑	殺滅食品上所附著的微生物	食用水及魚肉煉製品	
抗氧化劑	防止食品主要成分（如油脂等）氧化	油脂、魚貝類、水產鹽漬品、乾燥穀物類產品	
漂白劑	對於食品產生漂白或褪色作用	飲料、麵粉及其製品、蜜餞、乾貨等產品	

種類	使用目的	常見使用產品	圖例
保色劑	保持肉類為鮮紅色	肉製或魚肉製品	
膨脹劑	增加食品體積，產生膨鬆效果	麵包、餅乾、油條	
品質改良劑	輔助食品加工、改良品質、釀造必須時使用	烘焙食品、釀造及粉末食品	
營養添加劑	強化食品營養	乳品、奶油、嬰兒食品、穀類食品、肉製品	

種類	使用目的	常見使用產品	圖例
著色劑（色素）	對食品產生著色作用	生鮮食品、飲品、海帶等	
香料	增強食品香味	飲料、麵包、餅乾等各類食品	
調味劑	賦予食品酸味、甘味、甜味等	蜜餞、餅乾、糖果、即溶咖啡、飲料等各類食品	
黏稠劑（糊料）	賦予食品滑溜感與黏性	啤酒、糖果、果醬、果凍、烘焙食品、飲料、冰淇淋等各類食品	

種類	使用目的	常見使用產品	圖例
結著劑	增強肉類、魚類黏性	肉製品及魚肉製品	
食品工業用化學藥品	提供食品加工所需的酸、鹼及樹脂類	化學醬油、味精、食用油、水果罐頭、麵條等	
溶劑	用來抽取食用油脂、香辛料、精油	香料、色素、抗氧化劑、口香糖、餡料、啤酒、啤酒花等各類食品	
乳化劑	調解水與油，形成均勻混合介面活性	人造乳酪、口香糖、果醬、飲料、色素、冰淇淋、餅乾、巧克力、調味料等	
其他	利於加工過程操作，分別具有消泡、過濾、防蟲、塗膜等目的	穀類、豆類、果菜、口香糖、碇劑、膠囊食品、飲料、油脂等	

廣告明明宣稱無防腐劑，為什麼食品卻不會變壞？

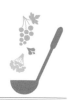

　　食品安全事件層出不窮，讓消費者懂得要注意產品的說明，以為防腐劑是最大問題，所以大家一定看過店家或食品包裝上大大地寫著：「保證不含防腐劑」、「絕不加添加物」等強調掛保證的字眼。奇怪的是，如果沒有用防腐劑，食物卻不會很快就變壞，這未免太神奇了吧？

　　原來「魔鬼藏在細節裡」！沒有防腐劑標示的食物，我們反而更需要提高警覺。

　　台灣的氣候本來就比較潮濕，很多東西不易保存，特別是全麥和穀類的麵包、點心製品，擺在正常室溫下幾天應該就會開始發霉。那不會長霉或酸腐的原因在哪裡呢？最大嫌疑就是加了防腐劑的「替代物」。

　　幾乎所有的添加物都有防腐的效果，如：抗氧化劑、漂白劑、殺菌劑、調味劑、結著劑等。而且這些添加物都以鈉鹽型態存在，鈉鹽具有高水合性，可以吸收水分，就可以使食物不易敗壞，自然具有防腐效果。

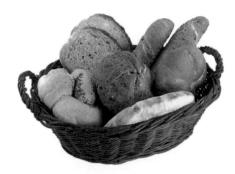

●擺在正常室溫下好幾天的麵包如果不會長霉，很有可能加了化學的防腐物質。

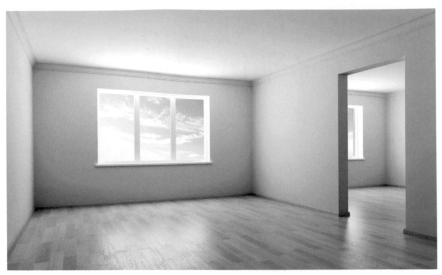

●用來防水、補土的矽膠，竟然也用於食品的乾燥劑，囤積在體內容易形成結石。

乾燥劑也經常被拿來當成防腐劑使用，尤其是二氧化矽（SiO_2）、矽酸鈣和氯化鈣（$CaCl_2$）。因為這類矽樹脂有很好的保脆效果，因此被大量運用在包裝食品、進口餅乾和休閒零食等，甚至有業者就直接加在食物中。

看到這些專有名詞，有些人可能已經頭昏了。矽樹脂是什麼？大家應該都聽過矽膠（Silicon，又稱矽利控），沒錯，就是裝潢建材中拿來當成防水、補土的材料，又稱塑化鋼。矽膠的吸水性強，利用土水原理，當沙子（矽）＋水泥（鈣）＋水混合起來，隨著時間越久，水分吸得越多，就會變得越硬、越脆。

這也是現代結石病那麼多的因素之一吧！吃進太多含矽添加物的結果，影響代謝又來不及被排出體外，就在身體裡形成結石了。

無論防腐劑或具有防腐性的添加劑，多是人工合成的，使用

不當會有一定的副作用，
長期而過量攝入對身體健
康更會造成影響。不過另
一方面，防腐劑除了預防
食品腐爛變質外，也可以
防止食物中毒。做香腸、
火腿時加入的亞硝酸鹽，
主要不是用來防腐，卻有

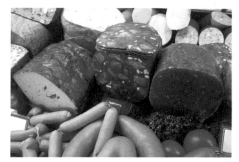

●亞硝酸鹽用過量對人體不好，但是適當使用卻
能預防肉毒桿菌滋生。

比防腐劑更強的功能，可以預防最毒的病原菌——肉毒桿菌滋
生，因此只要用對防腐劑和劑量，或許沒有想像的那麼可怕。

可是，**如果政府單位或消費者一直將防腐劑做為重點，你是
業者的話，下列兩種做法，你會選擇A還是B呢？**

A：改用其他威力更強，又有防腐效果的添加物。
B：會做個良心廠商，誠實標示。

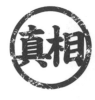

**國內許多食品廠的倉庫內早已沒有貯存防腐劑了，
卻有更多比防腐劑更強的化學添加劑！**

化學中的酸性元素也被用於防腐作用

常見的就是經常視各類食品需求而被當成調味劑使用的乙酸，也就是我們常說的醋酸。歸類在品質改良劑的己二酸，使用於釀造和食品製造過程中，且沒有限量規定。

還有反丁烯二酸，也屬於調味劑的一種，同樣也可以視不同的需求而無限量使用。它是一種反式脂肪酸，人體較難代謝，最好還是少使用。

丙酸常用於麵包和糕餅，己二烯酸和苯甲酸則用在魚肉煉製品、肉製品、糖漬果實、相關果醬類和其他調味醬，以及膠囊、錠狀食品中。

去水醋酸則使用於乾酪、乳酪、奶油及人造奶油。

名稱	常見使用產品	圖例
乙酸（醋酸）	薑絲大腸、泡菜	
己二酸	釀造食品、涼麵	
反丁烯二酸	大量製成的飯糰	

名稱	常見使用產品	圖例
順丁烯二酸	澱粉類製品	
丙酸	烘焙食品	
己二烯酸、苯甲酸	魚肉煉製品、肉製品、糖漬果實、果醬、調味醬	
去水醋酸	乾酪、乳酪、奶油及人造奶油 ＊違法用於澱粉類	

到底是化工廠？
還是食品添加物工廠？！

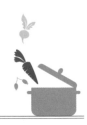

　　大家對美食的基本要求是什麼？是健康，還是好吃？或者「俗擱大碗」，便宜最好？你一定會納悶：難道這三者不能兼顧嗎？

　　名廚阿基師就曾經指出，好吃的菜不養生，養生的菜不好吃！但是現在大家的味蕾都已經被「香、濃、很鮮甜、超Q、超細綿……」的形容所俘虜，似乎已無法接受所謂的「食物的自然原味」了。為了滿足現代人這種虛華的感官心態，廠商只能仰賴更多的食品添加物。

　　舉例來說，怕胖的女生大多喜歡選擇低脂牛奶來喝，心理上覺得少一點脂肪，可以少一點熱量。但是，如果牛奶的脂肪都去除了，卻還要保有濃醇奶香味，不加點合成香料怎麼會順口呢？小朋友喜歡的布丁想要吃起來ㄅㄨㄞ一點、滑溜一點，多加點食

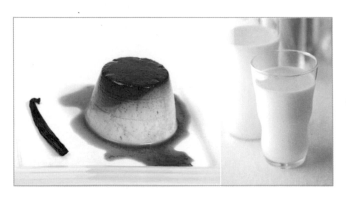

●滑溜順口的布丁，小心可能加了過多食用膠或黏稠劑。少了熱量的低脂牛奶，很可能用合成香料來增加香味。

用膠或黏稠劑就搞定了。吃起來稠稠的八寶粥或是罐頭湯汁,光靠糊料調整就能做到濃稠合宜、老少咸宜。

還記得曾經在國內掀起食品安全巨大風波,甚至引來國際關注的「**塑化劑**」及「**毒澱粉**」事件嗎?其實就是業者為了滿足消費者對於食慾和食品賣相的追求,但又貪圖便宜,於是讓上游原料供應商有了以假亂真的空間,把工業用原料代替食用原料,**將塑化劑取代了起雲劑,而把順丁烯二酸混入化製澱粉之中使用。**

化工業的技術運用與食品添加物的理論之間,本來就是一線之隔,可以相通的。擔任衛生福利部(前衛生署)公職,負責餐飲衛生、食品衛生和管理長達二十五年以來,我確實發現台灣的食品添加物業有這五大獨特現象:

1.食品添加物業大多具有「化工原料行」或「化學原料進口製造銷售業」的名稱,而且大多數是公司、工廠(倉庫)分開二地。

2.這些公司、工廠平常都不會開放參觀,外人無法知道廠內的生產情形。

3.所有進口資料大多存放在公司裡,工廠內幾乎沒有進口資料可以提供衛生稽查員稽查,增加了稽查員稽查的時間及困難度。

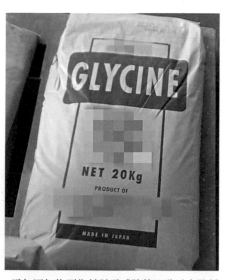

●這包添加物叫作甘胺酸或胺基乙酸(大陸稱為谷胺酸),主要用途可做為調味劑及防腐劑。包裝上沒有中文標示,如果不告訴你,你知道是什麼嗎?

4.工廠內的員工幾乎不知道添加物的組成成分,通常員工只負責攪拌、包裝和販售作業,至於調配方法和配方相關的know-how幾乎都掌握在公司的少數高層主管或者只有老闆手上。

5.每次進入這些食品添加物工廠裡,就會看見廠內存放的物品幾乎無中文標示,儼然是來到了外國工廠。四周堆放著沒有品名的原物料,如果不是負責人,根本無法知道包裝袋內或桶內裝的物品是什麼?

　　長期的工作經驗讓我知道要嚴格控管這些上游廠商其實很困難,毒澱粉事件中的上下游關係就是一例,上游是工業原料廠商,下游是食品經銷商,等於左手買進順丁烯二酸,右手混入澱粉以「食品原料」賣出;明明製造的是非法食品添加物,卻仍以「食品原料」名義販售。但台灣目前卻沒有任何單位追蹤化工原料的流向,也未限制購買化工原料的資格。因此身為消費者也只能力求自保。

　　奉勸大家還是盡量選擇吃食物的原味,少吃添加食品,只要舌頭恢復了原本的味覺,你就會發現還是天然的食材最好吃!

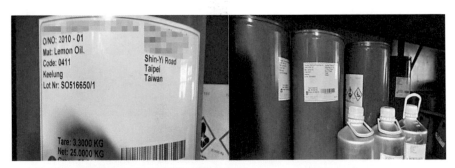

●香料工廠全部是英文標示,看不到一個中文標示。

起雲劑和塑化劑有什麼不同？

◎起雲劑的用處

起雲劑能夠增加飲料的不透明感與黏稠度，讓許多果汁飲料看起來像是現榨果汁般濃郁鮮純，因此經常被用在運動飲料、非天然果汁和果凍中。起雲劑的乳化作用也可以讓原本不同屬性的液體均勻攪和，所以油水混合的膏狀食品，如冰淇淋、美乃滋、沙拉醬、鮮奶、果醬也用得到。

◎如何分辨起雲劑果凍與塑化劑果凍？

嚴格來說，一般市售果凍光從視覺外觀察看，還真無法辨識被摻入的是起雲劑還是塑化劑。

但水果膠因屬於植物膠，呈透明。若呈不透明的果凍則使用起雲劑的可能性和機率就較高。果凍打開有汁液（有些廠商會加入果汁的果凍不算），或是放入冷藏後會出水，就代表沒有加起雲劑。

果凍被重視的另項食品安全，是關於大小問題。過去因曾發生多起孩童吃果凍不慎噎斃的不幸事件，因此食品管理單位特別規定業者製作果凍的大小不得小於直徑四點五公分，並須標示警語，以確保兒童進食或餵食的安全。

◎起雲劑與塑化劑的效果比較

起雲劑	塑化劑
•乳化效果 •起雲效果 •均質效果 •消泡效果 •定香效果 •穩稠效果 •穩定效果	•乳化效果 •起雲效果 •均質效果 •消泡效果 •定香效果 •穩稠效果 •穩定效果 •防腐效果 •去霉效果 •防蟲效果 •便宜效果

黑心愛用

化學果糖是危害
健康的隱形殺手?!

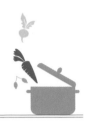

　　許多怕胖的人會從卡路里的熱量控制來吃東西,因此,聰明的廠商抓住消費者想吃又怕胖的心態,順勢推出低卡食品和飲料,加上明星、名人的代言廣告宣傳,帶動了產品的熱銷風潮,這些標榜零卡、低卡或無糖的食品,就成了廠商積極主打的商品。但是,天底下真有這麼好的事情嗎?吃這些食品就能維持身材,或是減輕身體的負擔嗎?

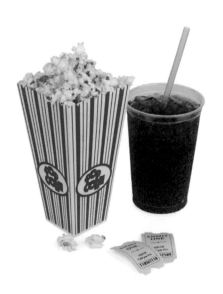

●可樂配爆米花,你不僅吃進熱量,
更吃下了許多化學果糖!

　　無糖不等於沒有糖,更不代表無熱量!尤其,那些以化學合成的人工果糖代替天然糖製造的食品,過度濫用的結果將危害我們的健康,並且產生許多後遺症。

　　雖然近來有不少醫學報告都提出「少吃糖抗老化」的觀點,然而,糖在我們的日常飲食中卻是無所不在,舉凡果醬、果凍、果汁、冰淇淋、汽水與各式點心等,幾乎少了糖,生活就少了一點滋味,所

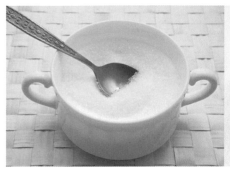
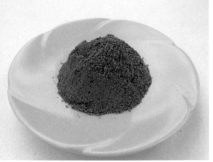

●白砂糖只會增加熱量。最好的糖是黑糖（國營事業的黑糖最佳）。

以，選用真正的好糖很重要。

　　主要的食用糖是以蔗為原料，俗稱「蔗糖」，經過多層的提煉，並依粗細分成不同等級的糖製品。就跟糙米一樣，粗糖的營養成分比精製糖高。經過漂白的白砂糖算是精緻糖，只會增加卡路里，但營養素較少。黑糖是沒有精煉的食用糖，顏色較深，且營養價值相對較高。

　　天然水果、根莖類食物本身就含有果糖，但甜度不一，有的甜度還比蔗糖高，所以要控制飲食的人，特別是糖尿病患者必須格外小心。然而，滿街市售的含糖飲料大多是用一種利用澱粉強酸水解的人工果糖，亦即高果糖玉米糖漿（HFCS）製成，這也是食品製造商經常

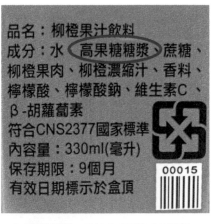

品名：柳橙果汁飲料
成分：水、高果糖糖漿、蔗糖、柳橙果肉、柳橙濃縮汁、香料、檸檬酸、檸檬酸鈉、維生素C、β-胡蘿蔔素
符合CNS2377國家標準
內容量：330ml(毫升)
保存期限：9個月
有效日期標示於盒頂

00015

●「高果糖糖漿」就是「高果糖玉米糖漿」，它是有害健康的隱形殺手。

用的甜味劑，尤以零食、碳酸飲料和果汁調味飲料居多。因為成本低、甜度穩定，又不會像天然食用糖若保存不當會生蟲、潮解，自然就成了飲料店的首選。

這種人工果糖的單糖成分，會抑制「胰島素」及「瘦體素」產生，而這兩種荷爾蒙正是調節人體「攝食量」與「體重」的關鍵因子。換句話說，這種不受身體調節的果糖，會促使人體增加對熱量的攝取，造成肥胖，甚至誘發其他疾病的產生，成為危害健康的隱形殺手。

此外，還有包括人工代糖、阿斯巴甜、醋磺內酯鉀、糖精等在內的甜味劑（蔗糖素），也要盡量少用。有的人甚至以人工代糖來取代蔗糖減肥，甜味的味蕾滿足了，但當身體發現代糖沒有卡路里時，將會觸發其想找更多卡路里來補充，反而有增胖的風險。

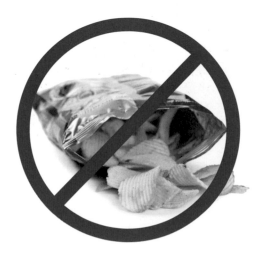

●甜食容易增胖，太鹹的零食也要少吃，以免吃進太多熱量和鈉。

「無糖」或「低糖」，不代表沒有糖！

根據衛生福利部「市售包裝食品營養標示規範」，包裝食品如果標示的是「無糖」，指的是每一百公克或一百毫升的含糖量不得超過零點五公克。

如標示「低糖」，指的是固體產品每一百公克不超過五公克，液體產品每一百毫升不超過二點五公克。

好的黑糖怎麼選？

市售黑糖種類琳琅滿目，有黑糖粉、黑糖塊、黑糖磚、調味黑糖，大家要如何聰明買呢？

由於黑糖是榨取甘蔗的蔗糖粗製，營養價值跟形狀、外觀和產地沒有關係。標榜純手工的黑糖，通常不會講究過度細緻的光滑表面。嚴格來說，粉狀比塊狀好，因為要將黑糖結成塊狀，除非依古法熬煮製程，並花費時間冷卻晾曬自然結晶，否則多多少少會加入固形劑，也可能被添加糊精或焦糖色素，提高賣相。

建議大家選擇呈棕色色澤（顏色不要過深），以及國營事業販售的黑糖較為安心。

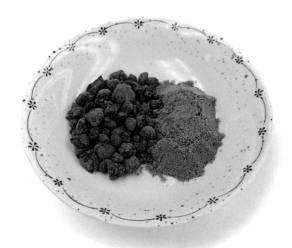

●黑糖粉比黑糖塊好，因為讓黑糖結塊很可能會
　加入固形劑，如此一來又多了一種添加物。

水果越甜越好嗎？

◎高甜度的水果，熱量不一定比較高

水果是含糖食物，當水果成熟度越高，轉化出來的果糖就會相對地越多，而果糖的甜度是蔗糖的一點四到一點七倍，所以果糖越多的越甜。

近年農業栽培技術不斷進步，加上民眾偏愛甜的水果，似乎水果如果不甜，就不夠好。十幾年來，台灣的水果品種陸續推新，甜度亦平均上升三到五度。許多著名的本土水果如：糯米荔枝、巨峰葡萄及甜柿等，甜度高達十八度，甚至二十度以上。

但如果高甜度的水果吃太多，熱量會不會也跟著增高，而且讓罹患糖尿病的風險相對增加呢？

其實糖的種類不一樣，一般人對於甜度的感受也不一樣，所以吃起來比較甜的食物，熱量不一定比較高。富含天然果糖的水果，熱量比起甜度一樣的糖水就來得低，大家千萬別以口感來判斷熱量。

◎纖維較少、甜度較高的水果，要控制食用量

「甜」不等於不健康，重點在於食用量以及營養密度。例如，碳酸飲料跟果汁即使熱量相同，但只提供空熱量的碳酸飲料相對地就較不健康。

通常纖維較少、甜度較高的水果，如：榴槤、龍眼、荔枝、葡萄、芒果和西瓜，容易讓血糖快速上升，吃的份量最好留意一下。

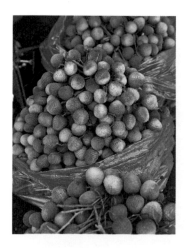

●荔枝汁多味美，但甜度較高，
　吃的時候要注意控制份量。

飲料中有酸鹼調整劑，包裝飲用水以氧化劑殺菌？

有一句廣告詞說：「多喝水沒事，沒事多喝水。」但是到底大家是否喝對了水呢？醫生也會提醒我們別一下子喝太多水，要慢慢地分量喝，否則心臟與腎臟的負擔會突然增加，容易造成水腫。

健康人體的PH值最好能維持在七點二至七點四五之間，呈弱鹼性最佳，所以在飲食上要盡量避免吃進過多酸性食物造成身體酸化，而影響免疫功能。除了食物，水分的攝取也一樣。身

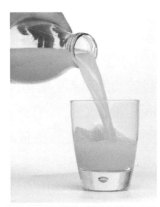

●果汁裡常含有檸檬酸，攝取太多可能導致酸血症。

體如果覺得渴了，會想要喝水來解渴，尤其是吃了過多含鈉鹽的添加物時，肝、腎的代謝需要水分來運作，身體的本能機制就會發出補充水分的訊號。

但是很多人口渴了，就拿汽水、果汁或茶飲料猛灌，這反而是危險的。因為各種果汁、碳酸飲料多採用檸檬酸作調味劑，一旦檸檬酸鈉食用過多，大量的酸化物質驟然進入人體，超過身體的處理能力時，就會使體內的PH值不平衡，導致酸血症的產生，使人疲倦、想睡覺。

特別是在盛夏季節，由於天氣炎熱，出汗較多，人體會損失

大量的電解質，如鉀、鈉、氯等鹼性成分，大量的酸味飲料更容易讓身體呈酸化反應。更不用提這些飲料內所含的糖分，不但止不了渴，還提高了肥胖機率。而茶飲料裡面的咖啡因則會讓有些人更亢奮或心悸，即使標榜無糖也沒好處。

因此，瓶裝礦泉水、過濾水等包裝飲水似乎就成了白開水的最好替代品，有的業者還順勢推出鹼性水或逆滲透淨水來滿足消費者的需求。雖然只是水，但是琳琅滿目的包裝水產品，比起五花八門的包裝飲料毫不遜色。

然而，這些水就沒問題了嗎？有些強調具備礦物質，標榜新科技的飲用水，有可能只是按照人體濃度比例，添加礦物質濃縮液配製而成的人工礦泉水，因為如果沒有加入改良劑或PH調整劑添加物，便無法讓PH值不受到氧化而造成浮動影響。所以在選購飲用水前還是要多留意比較好。

不過，食品用水即將面臨一項具衝擊性的威脅，就是**二氧化氯將可能被擴大解釋開放使用於食品用水**，成為食品原料。二氧化氯具有強大的殺菌力，對微生物的破壞很大，無論是益菌或壞菌都無一倖存。

二氧化氯原本主要用於自來水消毒，同時必須確認其形成的亞氯酸根殘留量符合飲用水安全標準後，這種經處理過的水才能用於食品處理，而不是將高濃度的二氧化氯就直接加入食品處理。

最大的隱憂是**二氧化氯將會被業者擴大使用於蛋白質食物的增Q劑、食物的漂白劑和除臭劑**，大大改變蛋白質食物的營養。同時，二氧化氯也可能全面取代現有生鮮蔬果洗切工廠的代殺菌方法，成為業者心目中**最萬能的添加物**。由於**二氧化氯本身無色無臭，無法驗出**，這對衛生局人員的檢驗能力和民眾健康，都是極大的挑戰和威脅。

多喝水，這樣做才對

◎什麼時候適合補充水？

正常人的水分含量約佔人體百分之七十，因此體重四十公斤到八十公斤之間的人，體內含水量可由二十八公斤到五十六公斤左右。正常人體一天代謝水分約二千五百 c.c. 上下，但可能因從事的活動不同，例如坐在冷氣辦公室內，或是大太陽底下的勞動工作及運動等，水分流失速率也有所不同。建議每天飲用至少一千五百 c.c. 左右的水分，並根據自身口渴的程度來增加或減少飲用水。

運動前後可適度地補充含電解質的水分，若是泡溫泉、洗熱水澡等大量流失汗水的活動，也建議補充適當的水分。在睡前，身體機能開始趨緩，建議要減少水分的攝取，以免造成身體不適。

◎建立喝水習慣的幾點建議

1. 每日的水分越早開始補充越好。早上起床後喝水，能促進腸胃蠕動，預防便秘。
2. 不要等到口渴了才喝水。
3. 運動半小時前喝水，可讓血液中水分充足，供給肌肉和細胞更多的氧氣和養分，不易疲勞。
4. 當感到疲憊、焦慮、暴躁或大腦注意力不集中時，可能是身體缺水了，此時喝杯水可以提振精神。
5. 養成一小口一小口的喝水方式。若大口喝水，或一次灌太多水，容易引起氣脹及水腫。
6. 運動的時間越長，或是在高溫下活動而汗流過多時，務必適度增加水分的攝取。
7. 當人體缺水時，血液會變黏稠，發生心肌梗塞的風險也會增加。在睡前一至二小時喝一杯水，能降低發生風險，但要注意不宜喝太過量，否則可能會影響睡眠品質。

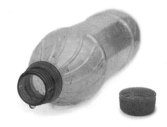

●連瓶裝水也可能是人工調製而成！
如果能自己從家裡帶水最好。

二氧化氯是什麼？

二氧化氯的主要用途在自來水的消毒，和麵粉與木質紙漿的漂白。

二氧化氯原本並不存在於自然界，而是透過人工化學反應所製成的，極易自行分解，無法保存與運輸，所以人們會把二氧化氯溶入水中，再加入一種穩定劑變成「穩定性二氧化氯溶液」。使用時，只需加入鹽酸（或檸檬酸），就會恢復原有的性能，並根據需要而加水稀釋，即可配製出各種濃度的二氧化氯消毒液。

礦泉水vs.包裝飲用水大PK

政府對於礦泉水（CNS12700）及包裝飲用水（CNS12852）各有其規定。目前市面上的許多產品例如：純水、電解水、礦質水、海洋生成水等皆非礦泉水，大家在選擇時必須特別留意其產品標示。選擇有政府認證GMP標章的包裝飲用水或礦泉水較有保障。

根據CNS國家標準規定，礦泉水是指由藏於地下，自然湧出或人工抽取的天然水源中取得，含有天然礦物質如鈣、鎂、鈉等的飲用水，其水源水質應符合主管機關的規定。

礦泉水僅得以物理方式處理，不得以添加氯等化學方式滅菌。然而，市售許多包裝飲用水多以化學方式處理，包括利用溴酸鈉、溴酸鉀的臭氧殺菌，因此不能稱為礦泉水。

政府對於礦泉水和包裝飲用水的GMP認證標準有相當嚴謹的規範，可參考比較如下：

項目	礦泉水 GMP（符合中國國家標準 CNS12700）	包裝飲用水 GMP（符合中國國家標準 CNS12852）
水源	1.水源水質應符合行政院環境保護署之水源水質檢驗規定。 2.水源取水口周圍一公里內，不得有污染水質之虞之工廠、養殖場及垃圾處理廠等污染源。 3.水源地不得位於住宅區、工業區、商業區或其他足以造成污染之農、林、牧等地區。	1.對於水源並無特殊規定，僅須符合行政院環境保護署之水源水質檢驗規定。 2.政府對包裝飲用水的水源較無要求。國內包裝水業者多取自地下水、井水、自來水，或使用工業區內的自來水。

項目	礦泉水 GMP （符合中國國家標準 CNS12700）	包裝飲用水 GMP （符合中國國家標準 CNS12852）
製程	1.礦泉水中除二氧化碳、氧氣外，不得添加任何物質。 2.除應以物理方式過濾殺菌外，得以加熱、紫外線照射等方式處理。 3.應以自動化設備灌裝。 4.禁止以容器盛裝運輸至產地外其他地區分裝或處理。	1.可添加二氧化碳、氧氣及微量礦物質。 2.除物理方式外，尚可用加氯等化學方式殺菌處理。
礦物質	礦泉水中含鈣、鎂、鈉、鐵、氟等天然礦物質，容易為人體所吸收，有益身體健康，能補充人體流失或缺少的成分。	市售包裝水多為蒸餾水或純水。在製造的過程中，一些對人體有益的鈣、鎂、鐵等礦物質皆被析出。

也就是說，凡添加礦物質所製成的飲用水，是無法適用礦泉水標準的，亦不能冠上礦泉水之名。也不要選山邊的地下工廠或是路邊的不明加水站，因為若無法知道水源來源時，極可能喝下遭受到工業污染而重金屬含量過高的水，對身體產生危害而不自知。

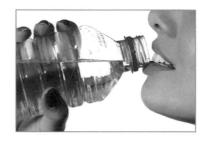

低鹽並不是少放鹽，
該杜絕的食品添加物！

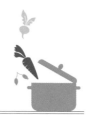

　　每當消基會公布便利商店或市售的熟食抽查結果，無論便當、包子或熱狗、關東煮，鈉含量總是過高時，你會不會納悶這些鈉究竟是從哪裡來的？是因為加了太多鹽，以至於過鹹嗎？

　　鹽或鹹味是一種基本調味，可增進食物的美味，促進食慾，主要的成分為鈉。而鈉是礦物質的一種，可以控制體內水分的平衡。當鈉攝取得太少或缺乏時，會有疲勞、虛弱、倦怠的現象；攝取過多時，會使水分留在體內，增加血壓及心臟負擔。

　　許多人以為只要鹽用得少就沒事，其實鈉的來源除了鹽以外，還包括醬油、味精、雞精粉、蠔油等。一般人還很容易疏忽一點，就是大多數的食品都摻了含鈉鹽（Na）成分的添加物。為什麼？因為鈉鹽具有高水合性的作用，可以吸收水分，讓食品不易敗壞，自然具有防腐效果。加上鈉鹽形式的添加物價錢很便宜，當然成為業者的最愛。也造成高鈉食品充斥在日常生活中，加工程度越高、口味越重的調味食品，鈉含量越高。

　　因此，光一個便當中的油炸或燉滷肉類主菜，再配上酸菜、醃蘿蔔乾等配菜，所有綜和調味統統加起來，自然會造成鈉超量。仔細想想，便利商店買熟食搭配飲料的促銷，還真有它的理由訴求，因為吃了高鈉鹽成分的食品，的確很容易讓人口乾舌燥，想要喝點東西來解解渴，只是如此吃吃喝喝之下，熱量攝取

反而變得更多。

　　目前市面上雖然有薄鹽醬油、低鈉鹽或美味鹽等，但並不是每個人都適用。這類產品以氯化鉀取代氯化鈉以保有鹹度，雖然鈉減少了，相對地，鉀的成分卻會提高，對於鉀的攝取量有限制的人，最好詢問醫師或營養師後再使用。

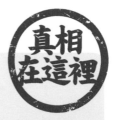

你吃重鹹嗎？

衛生福利部國民健康署建議國人，成人每日的鈉總攝取量不宜超過兩千四百毫克，相當於六公克鹽（約一茶匙），或七又五分之一茶匙的醬油。

但根據國民健康署一項針對二〇一〇年至二〇一一年國民營養狀況變遷調查的結果，發現國人每天平均鈉攝取量為四千兩百多毫克，是建議攝取量的一點七倍，且呈現「男多於女、少多於老」的趨勢。其中又以高中男生吃下的鈉最多，平均每天有四千九百多毫克！而國中男生吃入的四千八百多毫克鈉，比起九十四到九十七年更增加了四成以上！十九到二十歲的男性，鈉攝取量也超過建議量一點九倍。

千萬別小看這些超標的狀況。年輕人普遍嗜吃重鹹，鈉的攝取來源有九成來自加工或調理食品，以及烹調或吃的時候所加的調味料，將間接導致高血壓、中風年輕化！

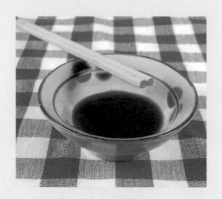

●薄鹽醬油雖然少了鈉，鉀含量卻提高了。

便利商店熟食大健檢（可能使用的添加物）

品項	圖例	添加物	成分
便當		PH調整劑、品質改良劑	調味醋、多磷素C、鹼水粉（alkali）
便當配菜		品質改良劑、著色劑、保色劑	例如： ●火腿：亞硝酸、抗壞血酸、胭脂紅 ●酸菜：黃色4號 ●黃蘿蔔片：食用黃色4號、醋磺內酯鉀 ●紅豆枝：紅色色素6號 ●筍干：亞硫酸鈉
涼麵		品質改良劑、調味劑（山梨醇）、著色劑	多磷素C、鹼水粉、食用黃色五號

品項	圖例	添加物	成分
麵食		品質改良劑	多磷素C、鹼水粉
三明治 漢堡		品質改良劑	多磷素C、鹼水粉
飯糰		PH調整劑、 著色劑	調味醋、食用黃色5號、食用紅色40號（鮭魚鬆）

便利商店熟食大健檢（可能使用的添加物）

品項	圖例	添加物	成分
保久麵包		防腐劑、抗氧化劑	丙酸鹽己二烯酸（起司）
熱狗		保色劑、結著劑	磷酸鹽、硝酸鹽
關東煮		黏稠劑	卡德蘭膠、鹿角菜膠
生菜沙拉		氧化劑、殺菌劑	二氧化氯、次氯酸鈉

市面常見鹽類的含鈉量比一比

食鹽是人類日常生活的必需品,除了傳統的精鹽、低鈉鹽,還有天然海鹽、岩鹽、竹鹽、湖鹽、有機鹽與各式各樣健康訴求的複方鹽等。消費者的選擇變多了,但不變的是對鈉的攝取量還是得越少越好。

一般精鹽的成分是氯化鈉(NaCl)。低鈉鹽雖宣稱降低了氯化鈉量,但卻是用同樣具有鹹味的氯化鉀(KCL),鉀含量變高,這對有慢性腎臟疾病者而言,反而增加了身體負擔。因此,低鈉鹽產品會被要求加重警語,提醒消費者注意。

市面上各家廠商的各類鹽類含鈉量不一,挑選時最好注意標示,做為使用時的必要參考。

減鹽,從日常飲食著手

飲食中的鈉鹽攝取過多,是造成高血壓的主要原因之一。而無論是一般人或是高血壓患者,減少鹽的攝取,均對降低血壓會有幫助。

烹調食物時盡量以原味為主,減少鹽及醬料的使用,例如:燙青菜時少放肉燥、醬油膏等,燒烤食物時則避免重複塗刷醬料。

許多人喜歡以菜餚的醬汁配飯吃,覺得真美味,卻在無形中攝入了太多鈉,所以不要連醬汁一起吃。此外,也要少吃味精、醬油、烏醋、沙茶醬、豆瓣醬、辣椒醬、番茄醬等調味料‧減少攝取含鈉鹽的添加物。

臘肉、火腿、香腸、板鴨以及醬菜等加工醃製品也要少吃。當然,最好的方法就是多吃新鮮食物!

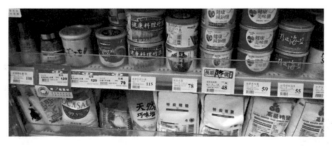

●市面上鹽的種類五花八門,無論減鈉、少鈉或一般鹽,都是適量攝取最好。

你一天吃進了多少種食品添加物？

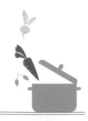

　　你會不會擔心，既然食品添加物根本是無所不在──醬油中有防腐劑，泡麵中有抗氧化劑，果凍中有色素，可樂裡加了糖精……那麼市面上賣的東西到底還有什麼能吃呀？如果這些東西吃多了，是不是會生病，還是會掉頭髮？甚至要擔心有致癌的可能?!

　　食品添加物的安全使用，目的在於保鮮、防腐，或是增加口感與食慾。事實上，有些食品若缺少這些添加物，反而容易在極短時間內氧化、腐敗，產生一些有害的化學物質，到時候更容易傷害健康。這麼說來，似乎適量的添加物對某些食物的保存來說是方便、有利的。**然而重點是，對食品保存有好處的添加物，對人體會不會有害呢？**

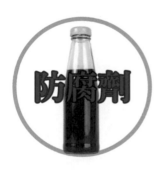

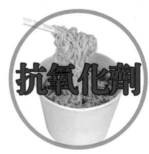

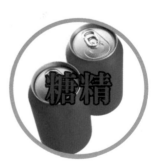

儘管每一種食品添加物的使用標準及人體攝取安全量，都是經過長、短期動物不死亡或不致癌的實驗結果所制定出來的，但**我個人的建議推算是，每人每天攝取的添加物應該低於一百五十種。**

　　這個數字聽起來應該還能接受，偏偏大多數的食品添加物都以複方的方式存在，絕少以單方存在。也就是說，民眾有時光憑食品的標示，看不出所有的內含添加物數量，再加上有的調味料添加物可採合併標示（以單一調味劑或者香料標示），就更難計算那裡面到底含有多少添加物了。再加上就算每種食品添加物都符合法規標準，但是不同添加物之間可能產生的交互作用，累積下來，多少還是讓我們的身體承擔了許多隱形的健康風險。

　　我常以「癌」字舉例，將這個字拆開，就是「品」、「山」、「病」三個字。如果捨棄天然食物不吃，老是吃經過加工的食品，吃得越多，罹患癌症的機率就相對越高。吃了過多的添加物會讓人體呈酸性反應，造成自由基的破壞，加速身體老化。健康的成人代謝能力強，偶爾吃多了，肝、腎或許還可以負荷，但是對於兒童、孕婦、老人或肝功能不好的人，還是不鼓勵長時間吃入過多的添加物。總之，保障身體健康的最大原則，就是少吃加工食品。

癌症獨霸國人十大死因榜首

排序	死因	每隔多久一人死亡
1	**癌症** ◎十大癌症死因：1.肺癌 2.肝癌 3.結腸直腸癌 4.女性乳癌 5.口腔癌 6.胃癌 7.攝護腺癌 8.胰臟癌 9.食道癌 10.子宮頸癌	12分2秒
2	心臟疾病	30分41秒
3	腦血管疾病	47分31秒
4	肺炎	56分37秒
5	糖尿病	56分25秒
6	事故傷害	1時16分28秒
7	慢性下呼吸道疾病	1時23分5秒
8	高血壓性疾病	1時45分24秒
9	慢性肝病及肝硬化	1時45分38秒
10	腎炎、腎病症候群及腎病變	2時1分28秒

●資料來源：2012 年國人主要死因統計，衛生福利部（http://www.mohw.gov.tw／）於 2013 年 6 月 6 日公布。

雖然合法,但安全上
仍有疑慮的食品添加物

類別	品名	使用食品	圖例	對健康的可能影響
防腐劑	去水醋酸鈉	乾酪、乳酪、奶油、人造奶油		具有致畸胎性
抗氧化劑	BHA(丁基烴基甲苯)、BHT(二丁基烴基甲苯)	油脂、速食麵、口香糖、乳酪、奶油		BHA確定為致癌劑;有些研究顯示BHT具有致癌性
甜味劑	糖精、甜精	蜜餞、瓜子、醃製醬菜、飲料		動物試驗顯示會導致膀胱癌
甜味劑	阿斯巴甜	飲料、口香糖、蜜餞、代糖糖包		眩暈,頭痛,癲癇,月經不順,損害嬰兒的代謝作用(苯酮尿症者禁止食用)

類別	品名	使用食品	圖例	對健康的可能影響
保色劑	亞硝酸鹽	香腸、火腿、臘肉、培根、板鴨、魚乾		與食品中的胺結合成致癌物質「亞硝酸胺鹽」
漂白劑	亞硫酸鹽	蜜餞、脫水蔬果、金針、蝦、冰糖、新鮮蔬果沙拉、澱粉		可能引起蕁麻疹、氣喘、腹瀉、嘔吐,曾有氣喘患者致死案例
著色劑（人工合成色素）	黃色四號	餅乾、糖果、油麵、醃黃蘿蔔、火腿、香腸、飲料		以石油工業產物煤焦為原料合成,有害物質混入的機會很多;本身毒性強,有致癌性的隱憂,會引起蕁麻疹、氣喘、過敏
殺菌劑	過氧化氫（雙氧水）、二氧化氯	豆腐、豆干、素雞、麵腸、魚漿、肉漿製品		會刺激腸胃黏膜,吃多了可能引起頭痛、嘔吐,有致癌性;規定食物中不得殘留,不得做為漂白劑使用。有人拿來去除死雞異味並漂白

沒有標示製造廠商名稱
的食品，千萬不要買！

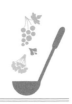

　　對現代人而言，要完全脫離加工包裝食品，老實說還真有點困難。給自己的保障，就是仔細察看包裝上的成分標示。

　　依照規定，每項食品包裝都須標示正確的「成分」與「保存期限」，包括食品添加物在內的添加物含量皆應該清楚告知，好讓消費者能夠清楚辨識。任何標示若有誇張、造假或混淆，甚至刻意欺瞞，都會受到處罰。

　　二〇一三年五月三十一日新修訂通過的食品管理法中明確指出食品的容器或外包裝應以中文或通用符號標出「製造廠商與國內負責廠商名稱、電話號碼及地址」。因此在法令正式執行的過渡期間，最好購買及挑選商譽良好的製造廠商所生產的食品。

　　因此為了自身的健康，買東西的時候，除了看價格，最好也把這些標示仔細看清楚。有信譽的廠商產品，包裝標籤和標示條列通常都比較詳細，無論是產品中的防腐劑用量或人工添加劑也會清楚告知。所以如果發現有標示不清或覺得來源不明的食品，就不要買，或上相關網站查詢，必要時也可以到消基會提出申訴。千萬不要抱著看不懂乾脆就不看的心態，最後吃虧的還是自己！

根據新版《食品衛生管理法》第二十二條（舊版為第十七條），食品之容器或外包裝，應以中文及通用符號明顯標示以下各主要項目：

　　1.品名。應使用國家標準所定的名稱；無國家標準者，得自訂名稱，但名稱應與主要原料有關。如**食品添加物應依中央主管機關規定的名稱**，而飲料的品名不得使用類似藥品名稱或影射療效的字句。

　　2.保存日期、有效日期、製造日期。製造日期應依習慣能辨明的方式，標明年、月、日。購買時要留意有效日期是否已過期，或是就快到期。

　　3.內容物名稱、重量。若為兩種以上的混合物，如液汁與固形物混合者，應分別標明內容量及固形量。如果有食品添加物名稱，如己二烯酸（防腐劑）等，則應該要參照衛生福利部公告的名稱。重量、容量以公制單位標示。**新法特別規定主成分應標明**

---

① 品名：○○香酥牛奶餅
③ 成份：麵粉（麥）、砂糖、植物油（棕櫚油、完全氫化棕櫚仁油）、奶粉（牛奶）、
　　　　奶油（牛奶）、大豆卵磷脂（黃豆）、膨脹劑（小蘇打）、香料。
　　淨重：45 公克
② 保存期限（未開封）：2014 / 07 / 15
　　有效日期：請見標示（西元年 / 月 / 日）

`20140715 有效`

●有效日期標示於盒面上。

所佔百分比，另混合二種以上食品添加物，以功能性命名者，應分別標明添加物名稱。

4.**廠商名稱、地址、服務專線。**當食品出問題時，可以按其廠商資訊向相關的機構尋求協助，或對商品有疑慮時可直接向廠商反應。完

```
製造商：○○食品有限公司
地址：台北市○○路一段○號○樓
產地：台灣
服務專線：0800-xxx-xxx
網址：www.xxx.com.tw
```

整地址不得以郵政信箱、電話號碼或其他方式取代。**如果只標示負責廠商名稱卻無清楚製造廠商標示的，最好不要買。新法規定需要標示製造廠商與國內負責廠商名稱、電話號碼及地址。**

5.**營養標示。**一般的標示項目，應包含營養標示標題、營養素含量標示基準、熱量含量、蛋白質含量、脂肪含量，碳水化合物含量、鈉含量、其他出現於營養宣稱中的營養素含量（例如：標示高鈣，則應另有鈣含量）、廠商自願性標示的其他營養素含量等九項。

營 養 標 示		
每一份量45公克		
本包裝含1份		
	每份	每100公克
熱量	227大卡	504大卡
蛋白質	2.7公克	6.0公克
脂肪	9.9公克	21.9公克
飽和脂肪	6.4公克	14.3公克
反式脂肪	0.06公克	0.13公克
碳水化合物	31.9公克	70.8公克
糖	13.6公克	30.1毫克
鈉	46毫克	103毫克

食品中所含的熱量應以大卡表示，鈉以毫克表示，其他營養素以公克、毫克或微克表示。可參照衛生福利部公告的「市售包裝食品營養標示規範」中五種營養標示格式（參考網址：consumer.fda.gov.tw/Law/Detail.aspx?nodeID=518&lawid=142）。

「食品添加物標示」的修正條文前後對照

新法	舊法
第二十二條　食品之容器或外包裝，應以中文及通用符號，明顯標示下列事項： 一、品名。 二、內容物名稱：其為二種以上混合物時，應分別標明。主成分應標明所佔百分比。其應標示之產品、主成分項目、標示內容、方式及該產品實施日期，由中央主管機關另定之。 三、淨重、容量或數量。 四、食品添加物名稱：混合二種以上食品添加物，以功能性命名者，應分別標明添加物名稱。 五、製造廠商與國內負責廠商之名稱、電話號碼及地址。 六、原產地（國）。 七、有效日期。 八、營養標示。 九、其他經中央主管機關公告之事項。 前項第八款營養標示及其他應遵行事項，由中央主管機關公告之。	第十七條　有容器或包裝之食品、食品添加物，應以中文及通用符號顯著標示下列事項於容器或包裝之上： 一、品名。 二、內容物名稱及重量、容量或數量：其為二種以上混合物時，應分別標明。 三、食品添加物名稱。 四、廠商名稱、電話號碼及地址、輸入者，應註明國內負責廠商名稱、電話號碼及地址。 五、有效日期。經中央主管機關公告指定須標示製造日期、保存期限或保存條件者，應一併標示之。 六、其他經中央主管機關公告指定之標示事項。 經中央主管機關公告指定之食品，應以中文及通用符號顯著標示營養成分及含量：其標示方式及內容之標準，由中央主管機關定之。

拒絕黑心食品，五大原則看這裡！

◎什麼是黑心食品？

一般認定的黑心食品，通常是指食品在原料、調製、加工、貯存、運送及販賣過程中，被刻意加入有害人體的添加物、變質的原料、腐敗的材質，或是調理不當而導致遭受微生物、化學物品、有害毒素污染，因而危害民眾健康的食品。例如：

1. 不該給人吃，卻拿來賣的病死豬肉，原本應該按照廢棄物的管道加以回收或銷毀，不能再食用，卻被黑心商人拿來販售，刻意欺騙消費者。

2. 像蔬菜、水果使用殺蟲劑消毒，雞、鴨不當使用抗生素等，也屬於黑心食品的範圍。

一連串的黑心食品新聞事件，讓人不免懷疑現代人究竟還有什麼食物能吃？其實只要花點心思留意，聰明的消費者還是可以為自己的健康把關。

◎拒絕黑心食品的五大挑選原則

1. 凡是標示不清或來路不明的食品不要買。
2. 顏色太鮮豔，味道過於濃烈的食品不要買。例如：
   - 麵腸太白？可能是加入了漂白水。
   - 洋菇太白？或許加了螢光增白劑。
3. 過度繁複的料理或添加辛香料的食品不要買。可能是食材不夠新鮮，靠氣味來掩蓋。
4. 不完整的體形，或過度發脹、強調脆度口感的食材不要買。例如：
   - 過於肥大的木耳，或許是浸泡了磷酸鹽。
5. 「不對時」（不合節令）的食物不吃，以免吃到化學添加物或農藥。

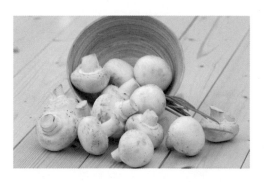

- 顏色太白的洋菇，小心是人工調出來的。

第二章

你應該遠離的
17種食物陷阱

認清食品
添加物的陷阱！

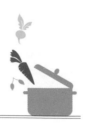

　　大家在買包裝食品時，應該多多少少都會瞄一下保存期限，看看是否已過期，如果是已過期的商品，大概就沒有人會買吧！如果是很怕胖的人，則應該會特別看看熱量標示。

　　可是，我們通常不太會去注意「食品成分」的標示。主要可能是因為上面標示了許多化學專有名稱，就算看了也是白看，於是就乾脆算了，反正有法令規範把關，應該不會有什麼大問題。

　　但是你知道嗎？這些你看不懂或懶得看的成分標示，其實比保存期限或卡路里對身體健康的影響更大！你以為自己吃下肚的食品中，充其量不過含有少少的添加物，其實有許多添加物不是只有**一種**，而是**一大類**！因為根據舊有法規，添加物可以合併用途標示，例如魚罐頭，光是打著「原味」的，裡面就可能用了十多種化學物質來搭配調味，但只要標示為一類調味劑就可以

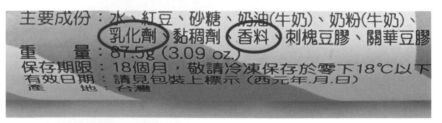

● 乳化劑、香料、調味劑⋯⋯光是簡單印在食品的成品標示上，然而，真正重要的卻是每一類添加物所含的「內容」！

了。甚至有許多在加工過程中的必需添加物，只要殘留量低於檢測標準以下，廠商根本就不會標示，例如蜜餞的處理過程可能會用到亞硫酸鈉來漂白，但經過水洗，最後成品的殘留量低於檢驗標準以下的，廠商就常常不會標示出來，但你我光用吃的或看的根本不會察覺到。如果你不知道這些，就會在不知不覺間吃進了過多的添加物，影響身體健康。

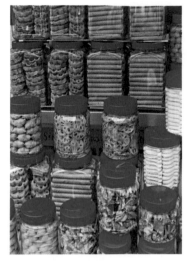
●勿買來路不明的食品。

　　為什麼現在會產生這麼多的食品問題？除了由於一些廠商昧著良心生產，另一個主要原因就是消費者對於添加物的使用一知半解。由於大家不在意，才會造成許多廠商急功近利，唯利是圖，經常超量使用，或是用在不對的食物上，甚至違法用一些早已禁用的添加物，賺取暴利。

　　因此，建議大家在選購包裝食品時，要學著多看一下成分標示，盡量少選擇添加物類別或標示項目太多的食品。此外，這裡還有三個簡單的判斷方法，也可以減少吃進添加物的機會。

1.留意產地和來源，通常歐、美、日的食品標示會比東南亞、中國完整。
2.有信譽的品牌大廠，要比來路不明的安全。
3.保存期限較短的食品，要比保存期間長的食品好，進口食品尤

其如此，吃到添加物的機會較低。

　　所以，如果你想做個聰明又健康的消費者，千萬不要只憑食品的外觀、口感和色澤判斷，因為「好看」的食品，常常是廠商加了添加物變出來的。要多多瞭解食物的天然外觀和生產方式，並且多充實食品加工和衛生安全的相關常識，就可以累積經驗，識破業者的手法了。

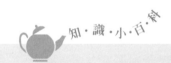

知・識・小・百・科

最新食品添加物及
食品安全資訊何處查？

依據目前的食品衛生法規，合法的添加物共有十七大類、六百多種，只要對食品添加物多一點認識，就可以減少或避免吃進過多食品添加物的機會。相關查詢網站如下：

● 衛生福利部食品藥物管理署（FDA）：
www.fda.gov.tw

● 食品添加物使用範圍及限量暨規格標準查詢：
先至衛生福利部食品藥物管理署首頁→業務專區（點選「食品」項）→食品、餐飲、營養相關法令規章→食品添加物使用範圍及限量暨規格標準，進行最新規範查詢。

麻糬、湯圓、粉圓，越Q越毒?!

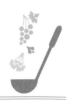

提到Q，你吃過最Q的東西是什麼？

台灣可說是美食創意無限，從青蛙下蛋、青蛙撞奶到珍珠奶茶，原本不起眼的小小粉圓，卻帶動了一股ㄅㄨㄞ ㄅㄨㄞ的風潮，甚至風靡國際。

粉圓主要的成分是澱粉，通常是以樹薯粉或地瓜粉製成。澱粉要怎麼樣變Q呢？可以加些鹼性成分來催化澱粉，讓筋度變高，Q度也就會跟著增加。但是鹼類會有味道，不好拿捏，所以廠商過去有個秘密武器，就是去水醋酸，現在廠商則開始改用抗氧化劑中的EDTA（乙烯二胺四醋酸），不但可以確保口感變得很Q，又不會影響食物本身的風味，還可以讓產品保存更久，也常被當成防腐劑使用。

去水醋酸原本只能添加於乳酪、乾酪、奶油及人造奶油中，來抑制黴菌生長。但是去水醋酸太好用了，而且無臭無味，一般人察覺不出來，因此經常被違法濫用在米麵製品類，包括麵包、蛋糕、湯圓、米苔目、中式糕點，澱粉預拌粉如蓮藕粉、茭粉，

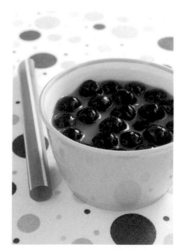

● 越 Q 的粉圓越要注意其來源。

和紅豆餡、綠豆餡、蓮蓉餡等甜點內餡。

　　此外，提高脆度也是增加彈性的方法。有許多特別強調脆度彈牙的豆製品和煉製魚肉食品，如：脆丸、魚板、火鍋料與蝦仁，廠商會非法或過度加入硼砂及磷酸鹽類，因為除了變得更脆，還可以防止發酵。在傳統賣場和散裝食品中仍有被抽驗出使用的紀錄，所以購買時還是得小心。

　　至於麻糬、粄條、米苔目等加工澱粉食品，若冰過後還會Q彈，就可能是加了化製澱粉，因為一般澱粉在冰過後會變硬。

　　總之，吃起來異常有「彈性」的食品，還是少碰為妙！

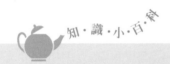
知‧識‧小‧百‧科

什麼是去水醋酸？

去水醋酸是醋酸與乙醯醋酸（Acetoacetic Acid）的縮合生成物。一九五〇年代在美國首次做為食品防腐劑，日本於一九七〇年代亦開始使用。它被當作一種廣效性防腐劑，抑制黴菌與酵母菌的效果是苯甲酸鈉的二至十倍，最適PH值為三至六。
在台灣，依衛生福利部食品添加物使用範圍及用量標準的規定，去水醋酸雖然是合法的食品防腐劑，但是僅允許用於乾酪、乳酪、奶油及人造奶油上。不過，像澳洲等國仍未准許使用。
相較於同為防腐劑的己二烯酸與苯甲酸，去水醋酸因為可能會與人體的蛋白質結合，無法經由代謝排出體外，所以是一種毒性稍高的防腐劑，會危害人體的肝、腎及神經系統。

麻糬、湯圓、粉圓是真Q？假Q？

如果你發現：
◎ 買回來的麻糬放在室溫下一、兩天還不會變硬；
◎ 生湯圓風吹半天表面不會龜裂。
　 表示一定動了添加物手腳，這種的下次就不要買了。

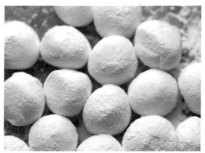

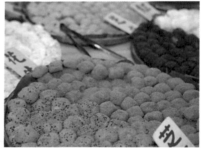

● 避免購買「吹彈不破」的生湯圓。

● 不會變硬的麻糬也要敬而遠之。

◎ 珍珠奶茶裡的熟粉圓，如果放進冰箱冰過了還Q彈好吃，也可能有問題。
◎ 乾燥生粉圓打開後放置於室溫下，約十五天就會發霉，超過此天數就會有
　 加了過多添加物的可能。

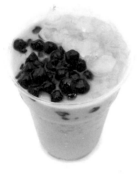

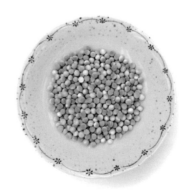

● 飲料裡的「珍珠」若冰過
　 還很Q，最好不要再吃了。

● 乾燥的生粉圓。

毒澱粉到底是
怎麼一回事？

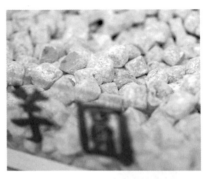

●在毒澱粉風暴中，相關的澱粉製粉都飽受波及。

二○一三年，台灣食品藥物管理署稽查發現，業者違法使用非食品添加物的「順丁烯二酸」在食品中。稽查人員形容「像肉粽一樣有一大掛」，只有極少數的業者未使用。全台很多食品工廠可能已淪陷，影響波及市售的澱粉類食材（包括地瓜粉、番薯粉、酥炸粉、黑輪粉、清粉、澄粉及粗粉等），與可能含毒澱粉的市售食物（粉圓、芋圓類、粄條、肉圓、豆花、粉粿及關東煮、天婦羅等魚肉煉製品）。

順丁烯二酸酐（或稱馬來酸酐）遇水變成順丁烯二酸（或稱馬來酸），兩者都不是核准的食品添加物，美國及歐盟有限度地允許使用順丁烯二酸酐在與食品直接或間接接觸的包材中，順丁烯二酸亦微量存在於蘋果酸或反丁烯二酸等合法的食品添加物裡，但是台灣並未核准順丁烯二酸酐用於食用化製澱粉。而順丁烯二酸酐在台灣亦非列管的有毒物質。

那麼，為什麼業者會將順丁烯二酸用於澱粉中呢？這是因為化製澱粉被濫用了。原本取自作物、穀粒或根部的天然澱粉，經過少量化學藥品的處理，並經核准使用於食品中，即稱為食用「化製澱粉」（Denatured Starch）。經過處理的澱粉，其黏度、質地及穩定性會提升，以應用在食品加工過程中，增加產品彈性的口感。衛生福利部核准可合法用於食品的化製澱粉有二十一種，並未包含經順丁烯二酸酐修飾的澱粉。

目前雖然根據科學文獻資料顯示，順丁烯二酸的急毒性低，對於人體的生殖發育、基因不具有等毒性，且亦無致癌性。但長期下來吃多了，再加上與其他物質結合累積，對於身體的代謝還是會形成負擔，特別對慢性病患者而言更要小心。

毒澱粉的影響層面頗大，甚至嚴重打擊了台灣「美食王國」的聲譽，因此二○一三年新修的《食品衛生管理法》就明確增列了〈毒澱粉條款〉，明確規定「添加未經中央主管機關許可之添加物」就是違法行為。相關的行政處分與刑責也大幅提高了，摻雜非法添加物的行政罰鍰從最高六百萬元，修正提高到一千五百萬元；若有民眾因此致死，添加者的刑責由最高七年有期徒刑，修正為可處無期徒刑，最高併科罰金由一千萬元倍增到二千萬元。

食品藥物管理署「食品添加物使用範圍及限量暨規格標準」中准用之食用二十一種化製澱粉品項

項目	品名
1	酸化製澱粉Acid-Modified Starch
2	糊化澱粉Gelatinized Starch（Alkaline Treated Starch）
3	羥丙基磷酸二澱粉Hydroxypropyl Distarch Phosphate
4	氧化羥丙基澱粉Oxidized Hydroxypropyl Starch
5	漂白澱粉Bleached Starch
6	氧化澱粉Oxidized Starch
7	醋酸澱粉Starch Acetate
8	乙醯化己二酸二澱粉Acetylated Distarch Adipate
9	磷酸澱粉Starch Phosphate
10	辛烯基丁二酸鈉澱粉Starch Sodium Octenyl Succinate
11	磷酸二澱粉Distarch Phosphate
12	磷酸化磷酸二澱粉Phosphated Distarch Phosphate
13	乙醯化磷酸二澱粉Acetylated Distarch Phosphate
14	羥丙基澱粉Hydroxypropyl Starch
15	乙醯化甘油二澱粉Acetylated Distarch Glycerol
16	丁二醯甘油二澱粉Succinyl Distarch Glycerol
17	辛烯基丁二酸鋁澱粉Starch Aluminum Octenyl Succinate
18	丁二酸鈉澱粉Starch Sodium Succinate
19	丙醇氧二澱粉Distarchoxy Propanol
20	甘油二澱粉Distarch Glycerol
21	甘油羥丙基二澱粉Hydroxypropyl Distarch Glycerol

雖然說是合法，但光看這些化學名稱仍覺得對健康很不好。

純果汁一定就是
天然果汁嗎？

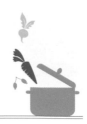

　　蘆筍汁裡僅含蘆筍汁十％，檸檬口味都是香料調出來的？有些果汁飲料其實「騙」很大。尤其經過黑心起雲劑事件後，大家才恍然大悟，原來根本不需要半點新鮮果汁，照樣可以變出味道相近的果汁出來！

　　市面上的果汁飲品各有千秋，各家品牌為了吸引消費者喜好，莫不竭盡心思設計包裝和祭出強力廣告。各種創意名稱，搭配巧妙的文字、圖案，使得消費者就像掉進果汁的迷霧叢林中，相信只要有「百分之百」或是有「純」字就好了，卻誤把調味劑當成純正風味。只是，這些品牌果汁標榜的新鮮果汁成分卻暗藏玄機，如果稍不留意，你可能就是另一位被廠商糊弄的消費者。

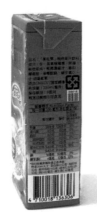

●有「百分之百」、「純」等字樣的果汁，可不一定就是好果汁。

　　一般純天然的鮮榨水果原汁由於保存期間都無法太長。所以大多會把產地的水果壓榨後濃縮，一來方便長途搬運和保存，二來可以減少重量和體積，降低運費。等配送到各地廠商所在地時，再於當地工廠進行加水還原，或是依照產品需求

綜合，重新裝瓶上架，所以經常會看見包裝標示上寫著「濃縮還原」。

也就是說，我們喝到的果汁產品都是依照原本的濃縮比例，加入大量水分稀釋，才能還原成為正常果汁。所以包裝上的百分之百僅能表示這項產品符合國家對於天然果汁的標準規範，卻無法保證是絕對完全的原汁原味。由於有的廠商故意不把水列入主原料，才會造成消費者無法就字面上清楚分辨「純原汁」或是「還原果汁」的差別。

果汁原液濃縮保存有「冷凍」和「真空脫水」兩種方式，如果冷凍速度太慢會形成冰晶，而破壞水果細胞、擠壓果液組織，破壞原來的水果香味和甜酸濃度。在濃縮和還原過程中，許多天然的營養素多多少少都會流失，因此進行還原時，除了水，廠商

果汁原液從濃縮到還原

濃縮→
●冷凍：冷凍速度太慢→形成冰晶→破壞水果細胞、擠壓果液組織→水果香味和甜酸濃度遭破壞
●真空脫水：負壓的情況下，水果的水分直接由液態汽化成汽態，因此能保留較多的營養物質
→還原
→水，合成的維生素或纖維、香料

通常也會添加合成的維生素或纖維、香料來補充。為了標榜口感，還會加入果粒來取信消費者，就算果粒不容易造假，但還是無法跟天然的原汁原味相比。

　　當果汁的濃度越低，越需要PH調整劑來提高果味，好保持產品有相同的味道，而且這類添加物的特點就是不能只加一種，必須透過多種其他添加物做為相互間的緩衝。PH調整劑常以檸檬酸鈉為主，無形中也會增加鈉成分的攝取量。有些廠商還會添加高果糖玉米糖漿、甚至甜味劑來增加果汁甜度，讓果汁喝起來更順口，然而這種果汁熱量高，喝多了可能導致肥胖。

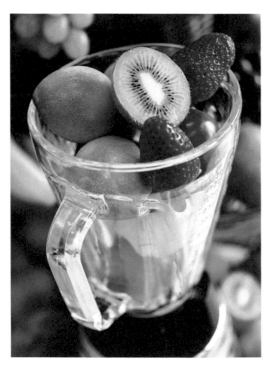

●現榨果汁最營養也最安全！

　　想喝出健康，就要注意果汁的成分標示，以免喝到的都是香料、色素和熱量而已。當然喝果汁最好的方法還是水果現榨、並且不加糖，這才是最營養也最保險的！

真果汁還是假果汁？

◎放一段時間之後觀察

新鮮現打的「真」果汁放了一段時間之後，
會出現沉澱以及變色或是分層現象。
濃縮還原果汁放了一段時間也許不會沉澱，
但可能添加了起雲劑而使果汁顯得濃稠。所
以，若果汁不會沉澱及變色的話，最好要進
一步瞭解產品的製造來源。

◎看顏色來分辨

千萬不要認為果汁色澤越鮮豔，就是新鮮健
康。事實上，真正鮮榨的果汁顏色可能反而
比較暗淡。

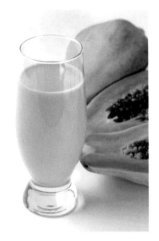

●不會沉澱及變色的果汁，
　小心不是真的鮮榨而成。

蔬果汁沒原汁的，
包裝標示必須改名！

有鑑於坊間蔬果汁標示亂象一堆，衛生福利部正式公告，「宣稱含果蔬汁之市
售包裝飲料標示規定」草案已經上網預告，預計二〇一五年七月正式施行。將
來沒有蔬果原汁的橘子汽水、蘋果紅茶等，將得改名變成橘子「口味」汽水、
蘋果「風味」紅茶等。如果包裝上有大大的蔬果圖示，卻不含蔬果原汁，也得
在包裝上明確標示「無蔬果汁」，方便消費者選購。

按照這項新規定，所有只要是消費者直接飲用，包裝上有蔬果名稱或圖樣的蔬
果汁飲料，必須要明確標示原汁含量。其中，含量不到百分之十者，可以選擇
標示含量不到百分之十。若內容物完全沒有蔬果原汁，則只能在包裝上標明為
「ＸＸ風味」、「ＸＸ口味」飲品。如果包裝上印有蔬果圖示，卻沒有蔬果汁，
還必須在外包裝顯著處寫明「無蔬果汁」。

而如果是以一種或是幾種蔬果做為部分品名的綜合蔬果汁，品名的含量必須佔
總量的百分之五十以上。例如：鳳梨熱帶綜合果汁，則鳳梨汁須佔原料果汁的
百分之五十以上。若是鳳梨蘋果汁，則蘋果汁和鳳梨汁兩者加起來的含量，必
須佔總蔬果汁的百分之五十以上才可以。

不過，含果汁乳製品與酒類，尚未納入這項市售包裝飲料標示規定範圍內。

你真的喝進了「鈣」營養嗎？

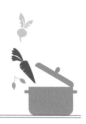

　　打開電視或報紙，各種強調牛奶香濃、營養的廣告琳琅滿目。乳製品廣告總是說牛奶含有很豐富的蛋白質，可以讓人強壯，許多怕胖的人、愛美的女性或注重養生的銀髮族，就經常會選擇低脂高鈣或是含有特別強化鈣成分的牛奶，來做為補充營養的保健食品。但是你知道嗎？有許多市售牛奶製品中的鈣成分，多是被添加出來的！

　　一般市售的鮮乳，大多採取高溫殺菌、低溫殺菌以及超高溫滅菌方式來進行生乳殺菌。而牛奶的營養主要來自酪蛋白質，但是鮮奶只要超過攝氏六十二度，酪蛋白質多多少少就會被凝結破壞，其中包括酵素、鈣在內。

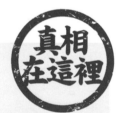

從生乳到鮮乳

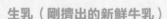

生乳（剛擠出的新鮮牛乳）
→牧場儲乳槽（儲存）
→集乳車（運送）
→加工廠（以 90℃~135℃殺菌加工，酪蛋白質〔酵素、酶等〕超過 62℃被破壞，便加入添加物補充）
→**市售鮮乳**

二〇〇八年爆發了震驚全球的中國毒奶事件，就是不肖商人為了提高奶粉中的蛋白質含量，非法添加了三聚氰胺。那也是由於世界各國皆以蛋白質來檢驗，因此給了不肖業者蒙騙的空間。

市面上還有許多各種風味的調味乳，更需要注意其中生乳和其他成分的比例。因為有的廠商為了提高濃醇度，也會加入乳化劑、黏稠劑來提高口感。

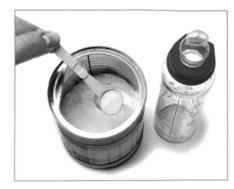

●在毒奶風暴中，嬰兒奶粉也曾一度淪陷。

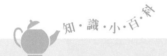

知・識・小・百・科

三聚氰胺對人體的害處

三聚氰胺（Melamine。化學結構為C3H6N6，俗稱密胺、蛋白精）。依據美國食品藥物管理局（FDA）於二〇〇七年五月二十五日公布的風險評估報告指出，人體可容忍的每日攝取量（Tolerable Daily Intake; TDI）為0.63毫克／每公斤體重／天（mg/kg bw/day）。

三聚氰胺本身為低毒性，一般成年人身體會排出大部分的三聚氰胺，不過如果與三聚氰酸併用，會形成無法溶解的氰尿酸三聚氰胺，造成嚴重的腎結石。三聚氰胺在人體的消化過程中，特別是在胃酸的作用下，自身即可能部分轉化為三聚氰酸，而與未轉化部分形成結晶。

順道一提，乳牛的一生可說是貢獻給了人類。它在一週歲~420天時，就被人工受精配種。而後懷孕280天，在獸醫師照顧下產子，然後轉入泌乳牛區泌乳。在泌乳期間就要懷孕延續後代，生產後兩個月就得觀察發情，再次人工受精懷孕。生產前兩個月停止擠乳，此時稱為乾乳牛，必須給予營養的飼料保養身體，等待生產，為下一週期泌乳而準備。

　　產後七天之牛乳，供應小牛飲用，稱為初乳（不能供人們飲用）。之後才供應消費者飲用，直到十個月。

　　幾乎所有婦女泌乳時絕對不會懷孕，但乳牛的一生是泌乳與懷孕並行的，它真的很累，因此懷孕激素有可能進入乳汁中。建議癌症患者或內分泌異常的人應減少食用鮮奶。

符合CNS3057(生乳含量50％以上)/超高溫瞬間殺菌
品　名：蘋果生乳
主原料　100％生乳　蘋果汁原汁
副原料：砂糖、果糖、乳化安定劑、天然香料、食用色素
　　　　（黃色4號、5號）、維生素A、維生素D₃
內容量：275ml(288g)
有效日期：標示於封口處
保存期間：13天（係指未開封前在4℃以下可保存天數）
保存條件：需冷藏於4℃以下，離冷藏請勿超過半小時；

●調味乳的生乳比重值得注意。

真假鮮奶大判讀

想知道鮮奶中是否含有過多的添加物，有兩個簡單的辨別方法：

1. 室外檢測法

把買回來的鮮奶瓶蓋或盒子打開，拿到屋外吹風，自然日曬（不要淋到雨），如果過了三天都還不會變酸或腐壞，下次就千萬不要再買了。

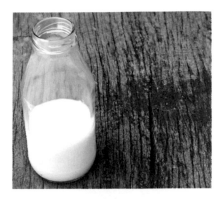

● 鮮奶打開後放在屋外，可以觀察其變化，當作下次選購的參考。

2. 室內觀察法

把好幾種不同鮮奶不開蓋，直接擺在室內，最快腐壞的表示殺菌溫度最低，酵素活性最高才會讓牛奶變壞。

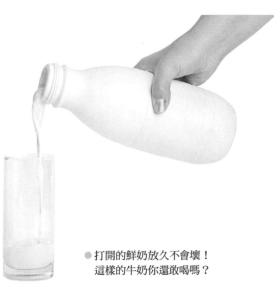

● 打開的鮮奶放久不會壞！這樣的牛奶你還敢喝嗎？

不只找茶，
而是要「找好茶」！

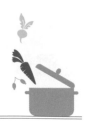

　　這幾年搭上茶飲料熱潮，主打油切或具有分解、減少體脂肪功能的機能性茶飲料成了時下最夯的飲品。舉凡綠茶、紅茶、烏龍茶、無糖、低糖……等各種選擇，許多人想解渴時，總覺得買茶飲料來喝似乎應該比較健康。其中最讓女性心動的冠軍茶飲料，莫過於天然兒茶素抗氧化話題，頓時讓兒茶素成了大家琅琅上口的名詞。

　　茶葉中的化合物，除了含有咖啡因、維生素、微量元素、礦物質等之外，最重要的在於含有對人體有益的茶多酚。茶多酚是茶葉中酚類物質的總稱，包含至少七種重要的兒茶素物質，經證實與促進人體達到抗氧化、防齲齒、抗癌、抗菌、抗病毒、保護心血管、防止老化等功效，有密切的關係。

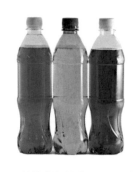

● 喝茶蔚為風潮，可是要小心其中的添加物陷阱。

　　兒茶素本身的確是一種很好的天然抗氧化物，並且具有天然的防腐機制，不容易變質、腐壞。不習慣喝茶的人，多半在意的是茶飲料中的咖啡因濃度問題，怕喝多了睡不著，但是經常買茶飲料來喝的人，卻容易疏忽兒茶素的含量多寡。

　　照理說，兒茶素含量越高，添加物

使用的機會可能越少。但是如果兒茶素的成分比例沒那麼高，為了使飲料中的兒茶素穩定不變質，廠商自然就會加入許多化學抗氧化劑來延長保存作用。抗氧化劑加得越多，保存期間就可以延長，賣久一點，同時，再加

成分：水、菊苣纖維、茶葉、異抗壞血酸鈉(抗氧化劑)、天然香料、薑黃、生薑萃取物、辣椒素抽出物(唐辛子)
(含天然咖啡因20mg/100ml以下)
內容量：600公克(590毫升)
保存期限：常溫下12個月
(未開封且常溫保存)
有效日期：標示於瓶身(西元年/月/日)

●仔細看瓶罐上的標示，有沒有抗氧化劑、香味劑或 PH 調整劑之類的添加物？

入其他香味劑、PH調整劑等添加物來變化茶飲的口味。

　　這個道理就像許多乳酸飲料一樣，廠商為了保持乳酸飲料中的益菌穩定，雜菌、壞菌不滋生，也多半會添加額外的糖分來延長保存期限和口感。導致我們為了攝取益生菌，卻在無形中喝下許多糖和人工添加物，攝取了過多的糖與熱量。

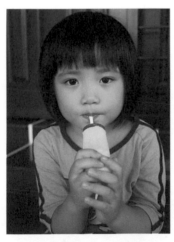

●乳酸飲料喝太多，小心攝入太多糖分和熱量。

如何找好茶？

在這裡教大家一個分辨茶飲料好壞的簡單方法，步驟如下：

1. 把寶特瓶裝茶先撕掉瓶身包裝，再把茶飲倒一點出來，讓瓶內留出一點空間。
2. 接著轉好瓶蓋，然後將瓶子上下用力搖五下，會有泡沫產生。
3. 觀察泡沫：
（1）如果泡沫大小差不多，表示所含成分的胺基酸相同，很快地，或在半小時內，泡沫應該會消掉。
（2）如果泡沫始終不退，並長達三至四小時，泡沫大小又不一致，就表示被加入了許多添加物，這是因為不同添加物內的鈉鹽、鎂鹽的鈉成分會在瓶內形成「死海效應」，使得浮力變大，使得泡沫不容易消除。

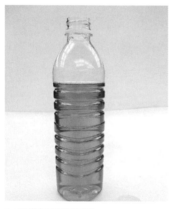

1. 準備好的瓶裝茶。

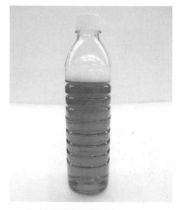

2. 搖過後的瓶裝茶。

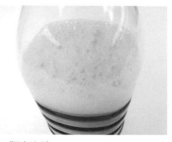

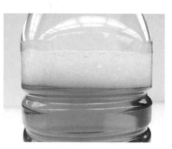

3. 觀察泡沫。

你吃的米粉，
真的是米做的嗎？

　　一盤炒米粉配碗貢丸湯或米粉湯加黑白切，已是大家熟悉的台灣小吃。可是如果米粉不是用米做的，還能叫作「米」粉嗎？

　　市售的乾米粉大多是簡單的袋裝包裝，如果沒有添加物的作用，應該很快就會腐壞。而且請注意一下成分標示，不難發現原料通常寫著玉米澱粉，或是玉米澱粉和在來米粉的調和米粉。

　　傳統製作米粉全部仰賴手工，步驟繁複，從蒸米糰、風乾到日照曝曬，相當費時費工，有時還要看天公臉色，才能曬出爽口、扎實的米粉。

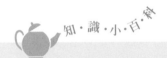

什麼是玉米澱粉？

玉米澱粉（Corn Starch）是一種經過酸性氧化處理的修飾澱粉，全名為「玉米修飾澱粉」，跟用整顆玉米磨成的粉（Corn Meal）不同。因其經過酸化，本身就有防腐性，根本不需再加防腐劑，但耐煮不易爛、不會斷而難消化。如果腸胃不好的人，吃了米粉變得不舒服，很有可能是吃到了假米粉。純米粉的口感柔軟，是很容易消化的。

```
品　　名：○○米粉
成　　份：玉米澱粉　米
淨　　重：200公克　7oz
保存期限：三年(西元年/月/日)
有效日期：標示於封口處
保存方法：請存放陰涼處，
　　　　　避免日光直射。
產　　地：台灣

Commodity : Handmade Style Rice Noodle
Ingredient : Corn starch, Rice.
Net weight : 7 oz  200g
Validity : 3 years
Expiry : (yy/mm/dd)
```

●買米粉時要注意是純米粉，還是玉米澱粉製的。

現在許多米粉製造商為了降低成本，延長保存，同時要增加彈性口感等因素，會混入低價的玉米澱粉。有的業者乾脆省去前段米糰的製作過程，全部以玉米澱粉取代，成為米粉的原料，直接和好用機器烘乾，大大節省了時間和費用。

由於玉米澱粉本身缺乏黏性，所以得加入黏稠劑來增加成品的Q彈感，或是加入漂白劑增加白皙色澤，這些添加物都可以讓米粉不容易變壞。

純米粉的原料成本是玉米澱粉的四倍，價格當然不一樣。大家在選購時，除了價格，最好也檢查一下包裝和保存期限。如果發現出廠期限已經有半年以上，但內容物還完好如初，就要小心一點。至於有些標榜創新開發的南瓜、芋頭等口味的米粉，可能要留意一下是否有摻色素。

根據新版的《食品衛生管理法》修正案，未來經中央主管機關規定的產品，必須標示主成分所佔百分比，違者可罰三萬到三百萬元罰鍰。消費者在選購時可以特別留意，以判別米粉的「真正身世」。

通常煮過或泡過的米粉會斷,而且長短不一,吃起來有米香,就表示加入的添加物越少。也就是說,容易斷裂的米粉才是好米粉。

傳統市場販賣或麵攤常用的濕米粉,多半是小型製麵廠生產,儘管米粉成分較多,但是由於含有較高水分,為了保存卻常被檢驗出添加防腐劑,反倒被質疑不符食品衛生。然而,如果真要比起便宜「假米粉」的問題,這倒讓人覺得有點「小巫見大巫」了。

品名:○○○米粉
原料:在來米、小麥澱粉、水
重量:200g

● 新版的《食品衛生管理法》修正案出爐後,米粉的產品標示上必須標明主成分的比例,不能像這樣只寫出「在來米」囉。

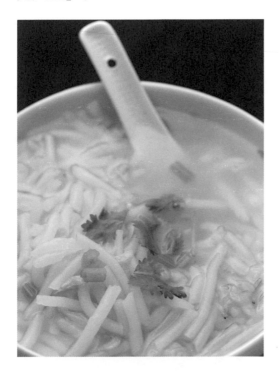

● 小小一碗米粉,背後卻有著莫大的食品安全隱憂。

純米粉、調和米粉比一比

1. 外觀的差異

純米粉色澤較米黃，不容易吸水，清洗浸泡時，下沉時間約需三十分鐘。
調和米粉色澤較白、有亮感，吸水快，清洗浸泡時較易軟化。

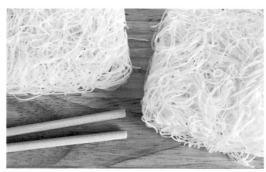
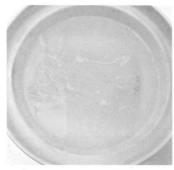

● 是純米粉還是調和米粉？可以從其色澤以及浸泡的情況來判斷。

2. 煮過或泡過後的差別

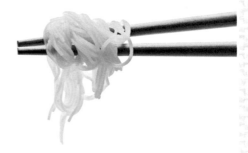

煮過的純米粉較易斷，長短不一。調合米
粉則不易斷。

3. 嚐起來的味道與口感

純米粉與調和米粉嚐起來的味道不易區
別。論口感，前者可能較柔軟，而後者則
較Q。但是純米粉較容易消化，不會脹氣。

為什麼掉到地上的米飯，踩到也不會黏？

　　小時候如果吃飯不小心把飯粒留在臉上，就會被戲稱是「帶便當」。尤其是吃相不好的小朋友，總是很容易搞出一張大花臉，讓爸爸媽媽哭笑不得。要是踩到飯粒還會黏在腳底，總覺得米飯很黏人。甚至在膠水不普遍的年代，一時找不到糨糊，還會把米飯當成代替品來黏信封或郵票。

　　現代人很幸福，想吃米飯但不想煮飯，除了自助餐廳和便當店之外，便利商店也提供了多種御便當和御飯糰任君選擇，還有蓋飯、炒飯、燴飯，甚至滷肉飯、雞肉飯到白飯微波食品，應有盡有。但你是否有察覺到，這些米飯吃起來雖然QQ軟軟的，可是米粒卻不黏了，而且放久了也不會臭酸。好處是掉飯粒也不會搞得髒兮兮，但你一定不知道，在不黏又不會臭酸的背後，是加進了多少鹼性成分的添加物。

　　由於這些米食品都不是現場製作的，而是經過烹煮、冷卻、包裝、冷藏、運送，才到架上販賣，最後提供給顧客微波後食用。在這段過程中，為了防止米飯變質，並確保成品的

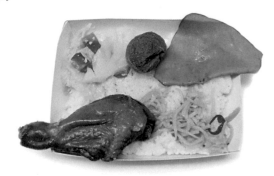

●每天吃下這樣一盒飯，你可知道自己吃下多少鹼性成分的添加物？

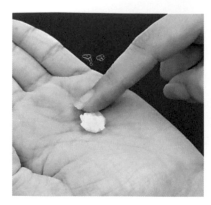

●用手壓一壓。不會發黏的飯粒，很可能是加料米飯！

口感，會加入食品保鮮劑（防腐劑的一種），以及至少兩種抑制細菌增長和延長保存的添加物，其含量比起一般市售食品可能高出好幾倍！

所以，只要用腳踩踩看，踩了飯粒卻不會黏鞋底或腳底，那鐵定是有添加物幫米飯「加料」了。

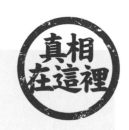

便利商店微波食品的簡易流程

烹煮（加入防腐用的食品保鮮劑及抑菌劑）
→冷卻→包裝→冷藏→運送→上架
→客人微波後食用

吃糙米一定比白米好嗎？

米原本是營養成分很高的食物。但是當糙米碾去米糠層和胚芽後，所剩下的就是精製的白米，白米被去掉了最珍貴的養分，反而成為帶酸性的碳水化合物。所以近來有越來越多人提倡吃好米，大多指的是多吃糙米和胚芽米。

胚芽米保留了胚芽及部分米糠，富含維他命Ｂ群、纖維及鈣、磷、鐵、鈉等礦物質，營養價值相對地比精碾的白米高，但也因含纖維量高，煮成飯後的口感比白米差，所以有些人的接受度低。

隨著養生風潮漸熱，近來也吹起十穀米風潮。十穀米泛指由各種不同種類的穀類和種籽類組合的米食，因此富含多種有益人體健康的物質，如：維生素Ｂ群、Ｃ、Ａ、Ｅ、Ｋ、Ｄ，礦物質鈣、鐵、鎂、鉀，微量元素鋅、鉬、錳、鍺，以及含十種抗氧化酵素、纖維素、胺基酸及生物素。也因此，由於每個人的體質不同，對於十穀米的內含種類還是要特別挑選，如容易脹氣的人、消化力較差的人不宜多吃，盡量以全穀類為主較好。

糙米和胚芽米都屬於未精碾類，煮成飯的口感較硬，所以在煮飯前的浸泡時間不妨長一點，或增加水的比例來調整軟爛程度。此外，將米多泡水還可以去除農藥殘留。

市面上曾出現有機糙米出現農藥殘留風波，令人怕怕。如果擔心吃進不應吃進的農藥，其實透過清洗可以去除。

建議先正常清洗後，泡水三十分鐘，再用約四十五度Ｃ的溫水洗過，再炊煮就可以了。

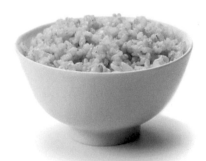

●經過正常的清洗程序，就能煮出一碗健康又爽口的糙米飯。

過白和不會變硬的饅頭，別吃為妙！

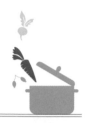

　　喜歡吃麵食類的老饕們都知道，除了費勁的手工揉麵外，讓麵皮好吃的靈魂所在就是「老麵」。說穿了，就是利用天然酵母來進行發酵的自然發酵法。通常在製作麵食時，老師傅都會留下一塊發好的生麵糰，隔天再拿來繼續跟新材料攪揉。被留下當成發酵種子的麵糰就是「老麵」。用老麵發酵可以增加麵食的Q度與嚼勁，並讓麵食的麥香味和質感更加細緻可口。而老麵的酸度，可以幫助調整麵糰的PH值和穩定度，延長保鮮期限。

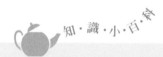

知・識・小・百・科

好吃饅頭小撇步

要讓饅頭表面光滑、不起綯，老師傅的撇步除了用老麵發酵外，也要把麵皮擀厚一點。同時，注意千萬不能用大火蒸，中火是最恰當的。蒸好時不能馬上掀蓋，必須等到放冷才掀。

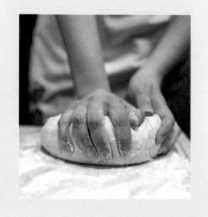

麵粉的彈性和延展性的關鍵，是麵粉之中的蛋白質，所謂低筋、中筋、高筋等「筋度」就是依照蛋白質的含量而區分（見下表）。依照成品需求來選擇麵粉種類，自然成本考量也會有所不同，如果有便宜替代品是最好不過了。

麵粉依蛋白質含量分為五種

種類	蛋白質含量	用途
特高筋麵粉	13.5%以上	麵包、春捲皮、油條
高筋麵粉	11.5%	麵包、麵條
粉心麵粉	10.5%	麵包、中式麵食
中筋麵粉	8.5~11%	包子、餃子、餛飩、鍋貼
低筋麵粉	8.5%以下	蛋糕、餅乾

因應現代人要求快速和方便，為了縮短製作時間，有的人會用現成的製麵加酵母、發粉，來代替老麵的發酵效果，可是口感並不好，因而必須加入可以讓麵食吃起來鬆軟的膨脹劑，或是用過氧化物來提高麵粉中的蛋白質Q度。這類加工的麵食成品，保證放上好幾天依舊很鬆軟。

　　加入食鹽或小蘇打、發粉等鹼性物質，也可以強化麵粉中的澱粉鍵結，達到催化熟成的「老麵」效果。不過，缺點是會讓麵粉變黃，因此有業者就加入漂白劑來恢復白色色澤，增加賣相。傳統有用硫磺熏蒸來讓麵皮變白，可是衍生的過量殘留問題也不好。

　　因此，太白的麵條或是過白的包子、饅頭，還是少碰為妙。曾經有業者被查獲違法加入常用來清潔消毒用的二氧化氯，讓麵粉製品變得更白、更Q彈。小心啊，殘留的二氧化氯吃進肚，可是會把身體內的好菌一起消除的！

　　記得觀察看看，如果你買回來的饅頭放在室溫下，隔天還不會變硬，要吃之前最好考慮一下。

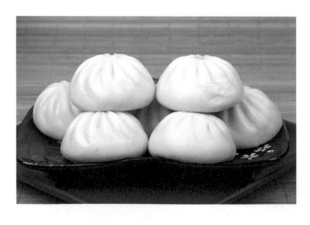

●太白的包子、饅頭，可能以熏硫漂白，或麵粉中添加了過氧化苯甲醯，要小心！

你買的饅頭，
有沒有過多的添加物？

饅頭是否加了過多的添加物，可以在室溫下放一段時間來判斷。

◎沒問題的饅頭
買回來後在室溫下放隔夜，第二天發現外皮變硬、龜裂了。

◎有問題的饅頭
買回來後在室溫下放隔夜，第二天發現竟然不會變硬，最好不要吃吧！

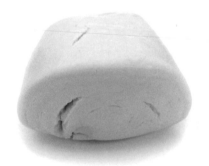

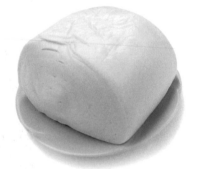

●正常的饅頭會變成這樣。

●放到第二天仍 Q 彈不變
硬的饅頭，請少吃為妙。

好麵條用「下鍋煮」來分辨

麵條是否加入了過多的添加物，可以從煮麵條的過程來判斷，添加物加得越多的，浮起來越快！

◎沒問題的麵條

1. 正規製作的麵條下水煮的時候，一定等到水開了，麵條才會跟著浮起來。
2. 隨著加熱，澱粉會不斷釋放出來，因此煮麵的水會越煮越濁，麵條越煮越軟。如果不另外加水或換水的話，煮到最後就會糊掉。

◎有問題的麵條

1. 下鍋煮不到三分鐘就浮了起來。
2. 或是水還沒煮開，麵條就浮了起來，即使煮開的沸水對流中卻掉不下去，就表示麵條裡加了許多添加物。
3. 煮過麵的水質越清澈，問題越多。

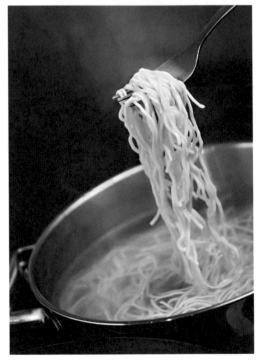

●如果不確定你買的是不是好麵條，不妨先拿少許麵條下鍋煮來試試。

麵包久放竟然
不會發霉?!

　　自從台灣的麵包師傅相繼奪得世界冠軍之後,似乎帶動了一股烘焙業新風潮,無論是對麵粉、酵母還是材料的選擇和手法,大家都變得越來越講究。

　　一般來說,只要有好的天然原料、恰到好處的發酵程度和師傅的手感拿捏,其實無須仰賴過多的添加物,麵包的麥香和扎實嚼感自然散發,而且會越嚼越有味。偏偏現代人講求口感和味覺,愛吃軟不吃硬,為了迎合消費者,膨脹劑和品質改良劑等添加物使用得越來越多。就連麵包也大多以發粉製作,而發粉的成分大多為碳酸鹽、明礬或碳酸氫銨鹽類,如酒石酸鈉、碳酸氫鈉等,造成現在有很多麵包放了幾個月也不會發霉腐壞,長期食用恐怕對健康有害。

　　麵包和各式西點在製作過程中,會加入酵母使麵糰發酵,而發酵產生的二氧化碳會使麵糰內部形成孔洞空隙,產生鬆軟而有彈性的口感。天然酵母就是最好的膨脹劑。最近烘焙業雖然流行著「天然酵母,手感烘焙」口號,但是能夠真正遵循的店家有多少呢?

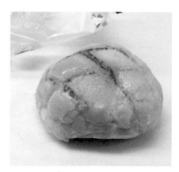

● 便利商店的麵包往往放了很久也不會發霉。

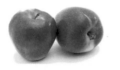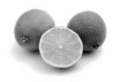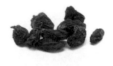

　　時下鼓吹的「天然酵母」，指的是以檸檬、葡萄乾或蘋果培養出來的酵母。以天然酵母所做的麵包，具有特殊香氣，不過，由於製作上的技術水準較難控制，因此會混入商用的乾燥或新鮮酵母製作。為了呈現麵包的柔軟度，有的業者則會故意烘焙不足，而當膨鬆度不足時，麵包邊緣會出現縐摺痕跡；輕壓下去，很久才會回彈。然而，吃了太多沒烤熟的麵包，會刺激人體分泌胃酸，加重腸胃道的負擔。

　　大多數麵包鬆軟的訣竅多半是靠添加膨脹劑，明礬類的膨脹劑多含有鋁成分，因此常引發鋁含量殘留的問題，導致腦神經受到傷害、影響智力的疑慮。如果你是油條、甜甜圈、鬆餅、蛋糕、泡芙的愛好者就要特別留意，因為蓬鬆口感少不了是加入了這類膨脹劑而做成的。

　　另外，麵包要吃來香酥、鬆軟易入口、充滿奶油香的秘訣，靠的就是酥油或是人造奶油（乳瑪琳）等氫化的精製植物油。酥

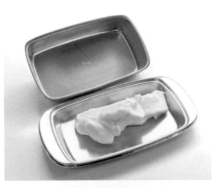

油種類很多，一般常用的是利用氫化白油再添加黃色素及奶油香料所製成的，價格比奶油便宜，被大量用來代替奶油使用，但這類代替物通常是形成反式脂肪酸的來源，會危害身體健康。

● 有些麵包所用的奶油其實是合成物。

酵母與發粉之區別（以麵包製作為例）

	濕酵母	乾酵母	發粉
成分	天然酵母菌	天然酵母菌	化學添加物 1.明礬 2.碳酸氫銨 3.碳酸氫鈉 4.酒石酸鈉 5.磷酸二氫鈣 6.單及雙脂肪酸甘油二乙醯酒石酸酯（DATEM） 7.乳酸硬脂酸鈉（SSL） 8.醣化酵素
菌株	多株	單株	
分離純化	無	有	
菌生長營養物質	澱粉或醣類	澱粉、醣類或磷酸	
菌特性	屬一般酵母菌	經分離純化，有較耐酸、耐鹼、耐熱及耗醣少、可食雜物且生長快速之特性	
發酵產生	乳酸、酵素、酒精（被控制）、醋酸（被控制）、CO_2	乳酸、酵素、酒精（被控制）、醋酸（被控制）、CO_2	CO_2
麵糰味道	有淡淡的乳酸（優酪乳）清香味	優酪乳清香味相當淡	無優酪乳清香味
對添加物之容忍性	差	●佳 ●因此常會被添加添加物，以增加發酵之效果	

	濕酵母	乾酵母	發粉
添加物	無	●常常會有 ●常見之添加物為： 1.膨脹劑 2.乳化劑	純複方添加物之組合體
CO_2 之產生 麵糰酸味	●慢 ●使得 CO_2 有較多時間與空氣中的水分作用而產生碳酸，因此發酵出來的麵糰常有酸味	●中等 ● CO_2 無較多時間與空氣中的水分作，麵糰酸味較不濃郁	●快速 ●無
麵糰縱切面觀察	因為屬多株菌發酵，因此 CO_2 產生多寡及速率皆不同，造成麵糰孔隙大小不一		
香料添加	可能會添加天然香料	常會有人工香料添加	常會有人工香料添加
香料特性說明	●天然香料 ●水溶性 ●香味不濃郁 ●高溫易破壞，香味無法持久	可能為天然香料或人工香料	●人工香料 ●油溶性 ●香味濃郁 ●耐高溫，且不易破壞，香味久不散去
麵包老化情形	因無添加物之添加，故麵包會在一周內老化變硬	視其有無添加物之添加，若有麵包較不易老化變硬	因有乳化劑及糖化酵素之添加，故麵包不會變硬

反式脂肪酸有什麼壞處？

◎反式脂肪酸壞處多多

反式脂肪又稱為反式脂肪酸。有許多研究指出，反式脂肪酸會提高成分不佳的低密度脂蛋白（LDL，俗稱「壞的膽固醇」），增加罹患心血管疾病（如動脈硬化、心臟病等）的風險，同時也會增加肥胖、第二型糖尿病和罹癌機率。含有反式脂肪的食物，吃下肚絕對沒有好處！

◎學會看食品包裝上的營養標示

衛生福利部建議，一般人每日攝取的脂肪總量不超過五十五公克，飽和脂肪不超過十八公克，反式脂肪則要越低越好。

依規定，所有市售包裝食品都必須在營養標示的「脂肪」一項之下，加標「飽和脂肪」、「反式脂肪」的含量。

為了自己的身體健康，反式脂肪的攝取要越少越好！

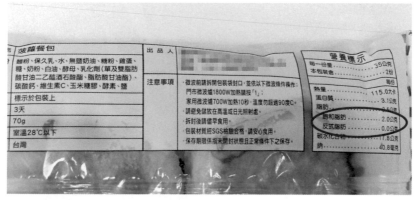

●學會看營養標示，才發現「脂肪」的含量原來也是大學問。

天然酵母麵包好吃的秘密

天然酵母與一般麵包最大的不同，在於必須長時間發酵、培養麵種。採用傳統的天然麵種當發酵劑，可以提升麵包的質感與風味，那不是現今麵糰常用的改良劑或乳化劑比得上的。天然酵母強調健康，回歸自然、原始的麵包製作，不添加任何化學香料與色素，吃完不容易產生胃酸。此外，各家麵包培養天然酵母的方式不同，因而也創造出各種麵包香氣。

天然酵母麵包有以下幾個特點：

1. 有海綿般的小氣泡

因經時間慢慢發酵，因此有著如海綿般的小氣泡，質地柔軟、保水。

2. 口味微酸

帶有淡淡的微酸。

3. 重量較沉

拿起掂一掂，天然酵母麵包會比一般麵包沉重許多。

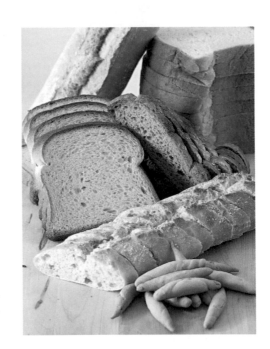

● 買麵包時注意氣泡、口味及重量，做個聰明消費者，以免被不肖廠商蒙騙。

沒有泡沫的豆漿、沒有洞孔的豆腐，可怕的「消泡」危機！

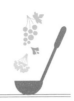

你喜歡吃豆腐嗎？大概很少人不愛吃豆腐吧！因為光是豆腐的種類就有好多種，而豆腐料理的做法更是從涼拌、紅燒、油炸到火鍋，無所不有。更可貴的是，豆腐的營養價值也被認為是植物性食品中，富含蛋白質最多的食品之一。

傳統的豆腐做法是將黃豆磨成豆漿，煮沸、過濾豆渣後，再加入凝固劑（鹽滷）讓豆漿凝固成為豆腐。由於黃豆含有胺基酸，所以豆漿在煮沸過程中會不斷產生泡沫，為了防止溢出和燒焦，必須全程監看並隨時撈除泡泡。到了現代為節省人力和時間，業者會加入消泡劑，以阻斷空氣進入而產生孔洞，包括豆干、素雞等豆類製品的做法也都一樣。

消泡劑顧名思義可以降低表面張力，消除泡沫。除了豆類製品，其他食品加工中，只要是發酵、攪拌、煮沸、濃縮等過程中會產生大量氣泡，增加操作繁複的，就會加入消泡物

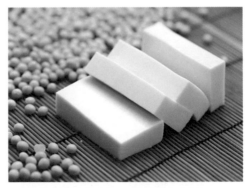

●完全沒有洞孔的豆腐，吃起來也令人擔心。

質。常見使用鈉鹽、鎂鹽、鈣鹽等帶強離子鍵的鹽類，來阻隔空氣進入，或者加進乳化劑，泡沫就會大量減少。吸水性強的矽樹脂，也可以當成隔離空氣的消泡劑使用。

現在市面常見的盒裝嫩豆腐不同於傳統做法，是將豆液先裝盒再加熱，所以除了加入葡萄糖酸內酯做為凝固劑之外，還加入氯化鎂、硫酸鎂、氯化鉀等添加物消泡，來使豆腐細綿、滑嫩。健康的人對於消泡劑或許還可以代謝，但是對於癌症患者來說卻是很大的負擔，不宜食用。

同時提醒大家，由於一般散裝豆腐都無法久放，只要放在室溫下超過半天，酸味就會跑出來，因此，如果豆腐擺久了卻不會壞，就要懷疑其中有摻防腐劑。曾有不肖廠商違法添加苯甲酸來防腐，或是加入過氧化氫漂白，這都對身體健康有危害。

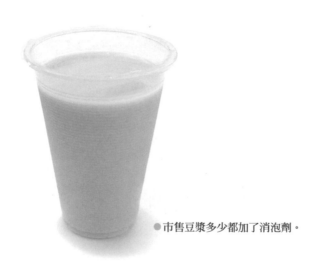

●市售豆漿多少都加了消泡劑。

如何辨別豆腐是否加有過量消泡劑？

一般來說豆腐很怕擠壓，但是加入消泡劑的豆腐，掉到地上都不太會破，正好可以當成檢驗的方式。

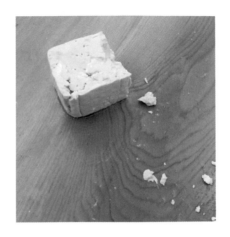

豆腐保存小秘訣

◎豆腐買回來後，可以先沖水，或煮過後放進冰箱保存，最好是盡快吃完。
◎若是一時無法料理的板豆腐，也可以放入冷凍庫變成凍豆腐，下次煮湯或火鍋就可使用。

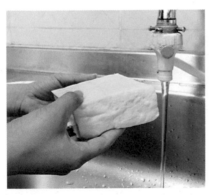

●豆腐買回家後先沖水。

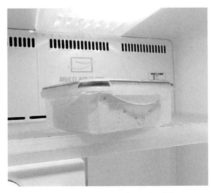

●將板豆腐放入冰庫，就成了凍豆腐。

豆類製品常用的有害添加物

1. 過氧化氫

◎使用原因：
台灣氣候潮濕炎熱，豆製品室溫下不易保存，發生肉毒桿菌中毒案例最多，因此廠商會加入苯甲酸以及過氧化氫來防腐或漂白。

◎效果及常見食品：
過氧化氫是一種殺菌劑，類似雙氧水，具有漂白、防腐雙重效果，常被違法添加在豆腐、豆干、素雞、麵腸等食品，或是鹽水雞中。

◎容易引發的症狀：
若不慎把過氧化氫一起吃下肚，就會引發急性腸胃炎症狀，包括噁心、嘔吐、腹脹、腹瀉。

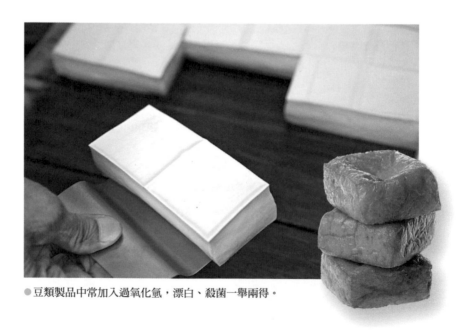

●豆類製品中常加入過氧化氫，漂白、殺菌一舉兩得。

2. 有害人體的色素

◎俗稱「醬色」的焦糖：
豆腐碾壓水分之後，就成了豆干，呈現暗白色，但是白豆干水分多、易腐壞，
傳統會用俗稱「醬色」的焦糖煮過上色，以減少豆干的水分，延長保存時間。

◎禁用的「鹽基性黃色四號色素」：
如果豆干看起來過於偏黃或鮮豔，有可能添加了禁用的鹽基性黃色四號色素，
最好也避免購買。

◎工業用色素「皂黃」：
甚至傳出有老店不慎將工業用色素「皂黃」直接用來製作豆干。
皂黃是工業用色素，不是衛生福利部公告准用的食用色素，主要是供作紙、肥
皂、毛、油漆、皮革染色使用。摻入皂黃的豆干顏色會更鮮豔，且較不會褪色，
賣相好又持久。
但工業色素是油溶性的，難分解，人體不易代謝，逗留在體內的時間長，長期
食用可能會損害肝臟細胞，甚至有導致肝癌發生的風險！

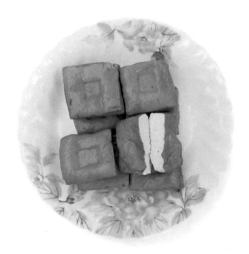

● 色澤不自然的豆干，或許添加了有害色素，例如過黃的可能違法添加工業
色素皂黃，長期食用會引起肝臟細胞損害，影響身體健康，促進肝癌發生。

蜂蜜不純，砍頭?！
蜂蜜蛋糕的蜂蜜在哪裡？

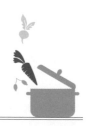

　　以前在鄉間常見到養蜂人家用大大的油漆紅字寫著：「蜂蜜不純！砍頭！」以此來吸引消費者購買。

　　每次看到這一類的招牌，我都很想問：「若果真不純的話，究竟是砍蜜蜂的頭？還是養蜂者的頭？」雖然是廣告詞，不過也表示消費者對於蜂蜜到底是真還是假非常在意。問題是，我們到底要如何判斷呢？

　　一般所認知的「純天然蜂蜜」，是經由蜜蜂採集自植物的花蜜，利用唾液轉換成酵素儲存在蜂巢而形成。因為天然，所以蜂蜜被人們廣泛使用於各種飲品、營養補充品或食品配料等之中，是天然的好食材。

　　純天然蜂蜜本來就不需要添加任何其他東西，但唯利是圖的業者，卻使用高純度化學糖漿混進蜂蜜成分，或是在糖水中加入澱粉、增稠劑、色素和香料等添加物來冒充成天然蜂蜜，從中獲取差價利潤。

　　像市售的蜂蜜蛋糕應該很難全部以蜂蜜來烘焙，因為蜂蜜一旦加

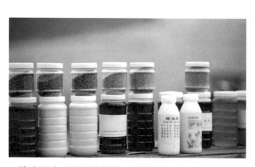

●蜂蜜是大人小孩都愛的天然營養食材。

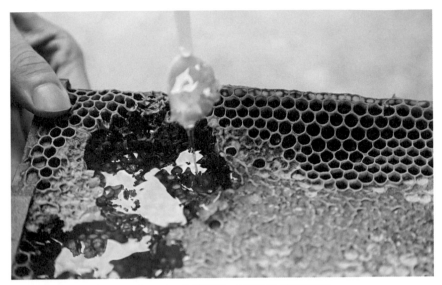

●原本純天然產生的蜂蜜，加了人工化學糖漿，便能讓業者賺取暴利。

熱會變硬，口感變得很差，因此業者通常會加入砂糖或是其他糖品來混合烘焙。有趣的是，隨著添加成分的比例，蜂蜜蛋糕的品質優劣因而會有很大的差別，反倒成為相關業者不能透露的「獨門秘方」。

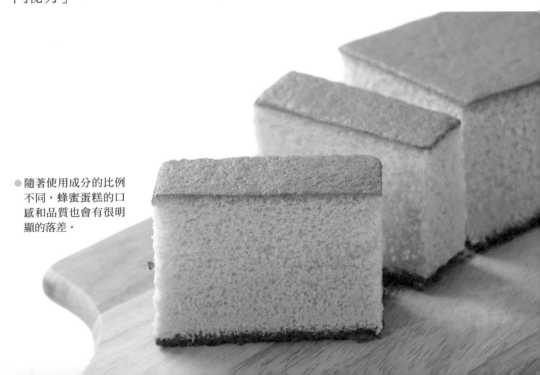

●隨著使用成分的比例不同，蜂蜜蛋糕的口感和品質也會有很明顯的落差。

如何分辨蜂蜜是真是假？

分辨蜂蜜的真假很簡單，可以透過目測，以及實驗來辨別。

◎蜂蜜目測法
先利用目測觀察。

● 天然蜂蜜：因為含有不同的營養物質，所以在光線下看起來較顯濁色。
● 合成蜂蜜：因僅有單一果糖，因此看起來較透明。

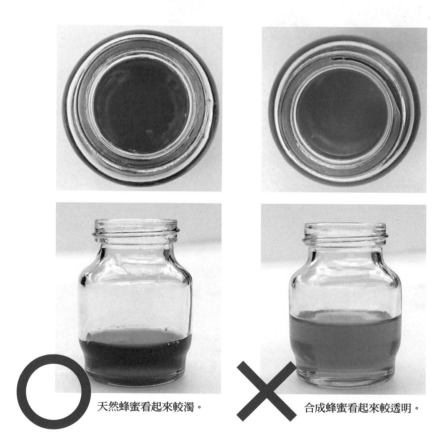

天然蜂蜜看起來較濁。　　　　　合成蜂蜜看起來較透明。

◎冰箱實驗法

通常買回來的蜂蜜都建議擺放在陰涼處,不需要放進冰箱保存。

● 天然蜂蜜:一放進冰箱就會出現結晶現象(回到室溫會再還原)。

● 合成蜂蜜:由於多為果糖添加色素和香料而成,所以不會因儲存條件改變而出現結晶反應。

◎泡沫實驗法

可以把買回來的蜂蜜倒出一點放進寶特瓶中,加入十倍的水後搖一搖。

● 天然蜂蜜:含有胺基酸,所以會有很多泡沫產生。

● 合成蜂蜜:僅有果糖,雖然會產生短暫的少量泡沫反應,但五秒內泡沫就會消失。

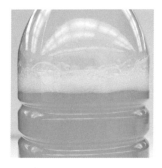

● 天然蜂蜜加水搖了之後會產生許多泡沫,且能持續。

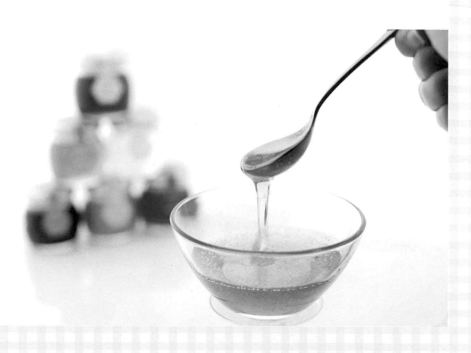

果醬會出水？
安啦！

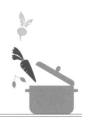

　　比起合成蜂蜜，吃到合成果醬的機會似乎就更多了。

　　水果本身就帶有天然果膠，只要加入大量的糖分熬煮到一個程度就能形成濃稠凝膠狀態。再趁熱倒進容器並封口倒置，就能達到殺菌和真空的效果，完全不用任何化學添加物，可以完全濃縮果醬的風味，在不開封的狀態下，即使不冷藏也不至於變壞，但業者的賞味期限標示會縮短。

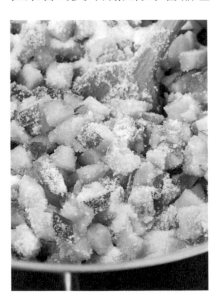

● 果醬自己做，健康又樂趣多。

　　由於天然果醬以純糖製的成本高，加上水果的甜酸度會隨著季節改變，業者為了降低成本及統一口感，會使用濃縮果汁添加的果膠或其他食用膠類，讓果醬的外觀看起來就像天然果醬。再加入色素和香料、甜味劑來提高果香氣味，同時加入具有乳化作用的起雲劑以增加並穩定濃稠感，正好也可以延長保存期限，保存時間比手工果醬長很多。

天然果醬 DIY 安心撇步

擔心市售果醬不安全，不想吃進太多添加物，而想要在家自己做？
沒問題，只要掌握幾點原則，自製果醬很簡單！

1. 水果原料的挑選
選擇當季水果，熟透但不要呈腐爛。過去農家就是為了保存生產過剩的果物，
而煮成果醬保存，延長食用價值。當季水果可多清洗幾次就可以，比較不會有
化學農藥的殘留問題。

2. 果肉與果皮先分開處理
水果熬煮後會黏稠，是因為果膠被釋出冷卻後就會自然凝結，而果膠在果皮中
含量最多。因此，果肉和果皮可以先分開切除處理，但記得要把果皮放入一起
熬煮。不喜歡果皮的人可以在煮完後將果皮挑出來，或切成丁、細絲混合。
此外，挑選果皮富含果膠最多的柑橘類，例如柳丁、柚子等來自製果醬，成功
率最高。

3. 加糖的時機
邊煮邊加糖，才能不斷把果膠熬煮出來。

4. 加糖的比例
糖的比例可以視水果本身的甜度來調整，最好能維持成品在甜度六十度，才能
抑制細菌滋生，如果甜度太低則容易發霉（甜度可用甜度計測量）。

5. 以玻璃瓶來儲存
儲存果醬的容器以玻璃瓶最好，要徹底清洗，煮沸
消毒、風乾冷卻再裝瓶。

6. 保存的方法
若甜度夠，未打開時不放冰箱也沒問題，若打開後
就要放進冰箱冷藏，趁早吃完。

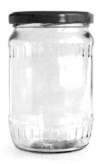

你買的天然果醬夠「天然」嗎？

◎**如何辨別天然果醬？**
利用起雲劑和果糖的特質，正好可以辨識果醬的品質是否夠天然。

●天然果醬：
只用糖熬煮的天然果醬開封之後，遇到空氣後容易從糖分中分解出水分，形成出水現象。
●起雲劑果醬：
起雲劑因有乳化穩定效果，果醬不容易出水。

所以，發現出水時不必擔心果醬變質，只要把水倒掉就能繼續吃。除非是發酵了，才有變質的可能。

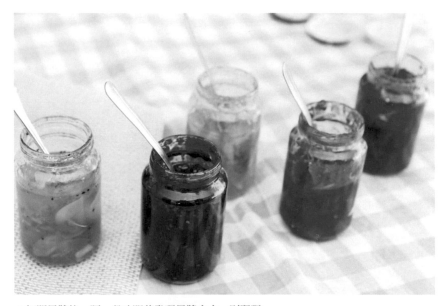

●打開果醬後，隔一段時間若發現果醬出水，別緊張。

起司是素的，
還是葷的？

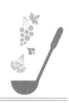

　　不知道為什麼，國人偏愛焗烤料理，在各式餐廳的菜單裡經常都可見到焗烤類餐點。加上近年風行的義式披薩和義式料理，若把乳酪蛋糕也算在內，各種起司簡直成了不可或缺的角色。

　　起司是牛奶經微生物發酵及加工製成的食品，雖然是牛奶製品，但是必須加入一種凝乳酵素（Rennet），才能將酪蛋白凝結成為乳酪，這種物質是從牛胃壁的消化液中萃取出來的，屬於動物性蛋白質，並且會造成牛隻的犧牲，所以含有這種凝乳酵素的起司照理說不能算是素的。幸好現在已有研發出真菌、微生物（乳酪用培養菌）或植物性的凝乳酵素，避免用動物性來源，並提供奶素者選擇。但如果一般包裝或是散裝不特別說明，多少會造成素食者的困擾。

　　然而，關於起司有另一個健康隱憂：軟質的起司，在製作過程中會加入乳酸鏈球菌素（Nisin）或鏈黴菌素（Natamycin），雖然是經過許可的防腐抑菌劑，但這兩種本身都是抗生素，最好適量食用，特別是免疫功能較差的人最好避免。

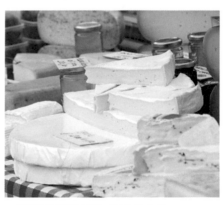

● 購買時要特別注意是否有「No Animal Rennet」的標示，避免食用動物性來源起司。

素食者要注意的動物性食品添加物

除了起司，常被素食業者誤用的動物性添加物還包括：色素、甲殼素、食用膠、乳化劑、膠原蛋白和鈣等。

◎色素

例如，有一種名為「胭脂紅」的紅色色素，就是從寄生在仙人掌上的胭脂蟲所萃取出來。常摻加在糖果、草莓果醬、蔓越莓果汁內增豔色澤。

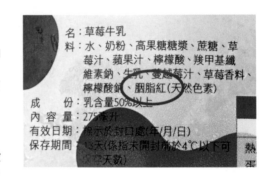

品　名：草莓牛乳
原　料：水、奶粉、高果糖糖漿、蔗糖、草莓汁、蘋果汁、檸檬酸、羧甲基纖維素鈉、生乳、蔓越莓汁、草莓香料、檸檬酸鈉、胭脂紅(天然色素)
成　份：乳含量50%以上
內 容 量：279毫升
有效日期：標示於封口處(年/月/日)
保存期間：13天(係指未開封前於4℃以下可存之天數)

◎甲殼素

又如常加在保健食物的甲殼素，就是從蝦蟹中提煉出來的。

◎食用膠

為了增添食品滑嫩感或凝固度的食用膠，如吉利丁（又稱明膠、魚膠）是從動物骨頭提煉，蟲膠是從膠蟲萃取，都屬於動物性膠質。

◎乳化劑

至於乳化劑中，除了大豆卵磷脂之外，其他的乳化劑都無法確定是否不含動物性成分。

◎膠原蛋白

膠原蛋白除了珊瑚草、雷公根屬於植物性外，其他主要還是萃取自動物組織。

◎鈣

含鈣或加鈣食物的來源亦有可能是取自動物的骨頭，如牛骨或魚骨，以及貝殼類，像這一類產品都應先確認後再食用，比較安全。

選購起司時要注意的事

◎種類

起司的種類大致上可以分成軟質、硬質，以及介於其間的半軟質或半硬質。發酵期短、熟成時間短的起司比較軟；除去水分多、熟成時間長的起司會變得比較硬。

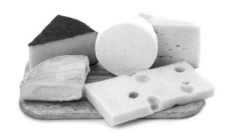

◎味道

新鮮的起司通常味道比較清淡，而經過熟成的起司通常味道都會比較重。

◎存放及質地

相較來說，硬質的起司通常比軟質的起司可以存放得久，而且硬質起司較不易有添加物。

起司開封後如何保存？

不論哪一種起司，到了最適當的熟成度就要趕快食用。

已經開封的起司最好放進冰箱中，但是千萬不要將起司放進冷凍庫裡保存，否則解凍之後口感會完全改變，變得無法入口。

由於起司很容易吸收氣味，最好先用保鮮膜或乾淨的濕毛巾（用蠟紙或烘焙紙也可以）包好，放進密閉的保鮮盒或夾鏈袋中，再放進冰箱保存。特別是軟質的起司，水分較多，如果沒有包好，可能會變乾，失去原本的風味與口感。

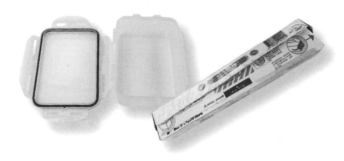

用粉調出來的哇沙米和高湯，你還要吃嗎？

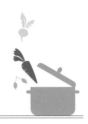

　　吃日本料理時，如果生魚片沒有附上哇沙米（山葵醬），或是蕎麥冷麵少了哇沙米，應該會覺得很不太對勁吧！哇沙米有畫龍點睛的神奇妙用，有了它，美食的滋味立刻再升級。但如果你以為哇沙米越嗆越好，表示你的味蕾已經被改變了。

　　真正的哇沙米是用山葵根部磨成，但是山葵產量少、價格高，而且不適合被乾燥或磨成粉保存。所以許多市售山葵粉調成

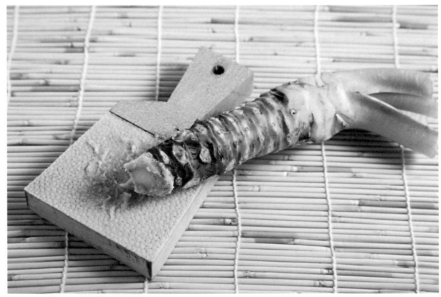

●山葵產量少，所以許多市售哇沙米其實是人工製品。

的山葵醬，幾乎都是用化學合成製品，是用一種丙烯芥子油混合澱粉、香料、酸味和色素調出來的。

想分辨哇沙米的真假，怕目測不準的話，只要一滴碘酒就搞定了。

哇沙米的碘酒測試法

	天然哇沙米	化學哇沙米
顏色	較淡	鮮綠
味道	辛辣味置半小時後消失	濃嗆
價格	高	便宜
滴一滴碘酒，過 1~2 分鐘之後觀察	不會變色	褐色碘酒轉成藍黑色，表示有澱粉成分存在

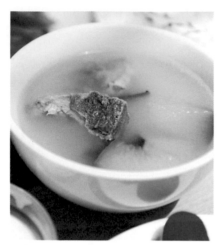
● 高湯湯頭也可以用鮮味劑調成。

如此方便的速成方法，可以變的戲法還不少。很多廚師用大骨或蔬菜、柴魚、昆布等熬成的湯頭，視為最自豪且相當講究，甚至號稱為不得外揚的最高機密，照樣可以用雞粉、鮮味劑加水調製出來，正所謂「清水變雞湯」，恐怕連魔法師都要自嘆弗如，這真是太神奇了！

鮮味劑一直是餐飲界心照不宣的秘密。這類鮮味劑為人體非必需的胺基酸，是加上核苷酸調製而成的，吸水性強，很不容易代謝，因此吃了容易口渴。如果政府規定不能用雞粉，台灣恐怕有一半的餐飲店就得關門了，許多廚師大概也會慌了手腳。也有大廚師承認，有時遇到大型宴會無法在短時間內熬製足夠高湯時，會加雞粉提味。

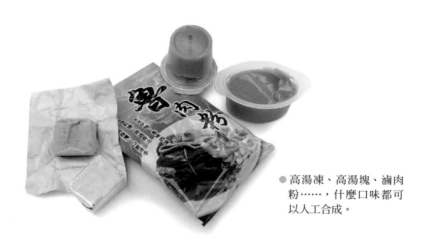
● 高湯凍、高湯塊、滷肉粉……，什麼口味都可以人工合成。

在外用餐，口感越是鮮、香、甜，吃了之後越會感到口渴的食品，就越要小心避免去吃。通常，如果不是業者願意用人力來過濾，否則表面標榜以高湯熬煮，但湯底卻「清清如水」的火鍋店，就少去吧！

針對這項疑慮，目前已有新北市主管單位與連鎖火鍋餐飲業者十五家商家達成協議，自二〇一三年六月一日起皆同意配合將湯頭、鍋底和高湯資訊，依品名、內容物、添加物及其他等四項清楚標示，以確保消費者知的權益。

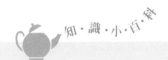
知・識・小・百・科

百變的鮮味劑

很多店家雖然標榜不用味精，但是使用的調味料和備料中，仍含有許多味精類的成分，除了雞粉外，還有味醂、鰹魚素、酵母萃取物（Yeast Extract）、大豆分解蛋白、素雞粉、肉湯調味料、蠔油、素蠔油、香菇精、魚露、柴魚、雞精、高湯塊、烤肉醬、沙茶醬、甜麵醬、豆瓣醬、化學醬油與醬油膏、五香蒸肉粉、調理包、各種速食麵的調味包、沖泡湯包……等等，都是鮮味劑的「傳奇世家」。

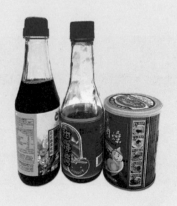

聰明吃火鍋

市場調查發現，國人對火鍋相當熱愛，市面上大大小小火鍋店林立，各式各樣的火鍋種類讓一年四季都是火鍋的旺季，幾乎可以說台灣最多的餐廳就是火鍋店。就連連鎖便利商店也來分食這塊大餅，賣起個人化微波鍋物，火鍋儼然成為人們日常生活中的美食。

可是，這些美味的火鍋湯底到底是以天然食材熬煮，還是加了大骨粉或肉精等化工配方呢？若你在外面吃完火鍋後覺得口乾舌燥，可能就得格外留意了。

火鍋湯汁經過長時間地熬煮濃縮，還有不斷放入的加工的火鍋料，會讓湯汁中的鈉含量變高，喝多了對身體是很大的負擔，尤其重口味的麻辣鍋、羊肉爐，或薑母鴨之類的食補鍋更要注意。

要吃出健康、營養又美味的火鍋，以下幾個原則提供給大家參考：

◎熬煮天然火鍋湯底
在家可以用天然柴魚、香菇、白蘿蔔、洋蔥、海帶、番茄、高麗菜等來熬煮火鍋湯頭，避免加入高湯塊或高湯（若是以大骨類或雞骨熬成的湯底，記得先去除浮油後再使用）。

◎使用天然健康的沾醬
減少使用含鈉量高的醬油、沙茶醬、豆瓣醬等調味沾醬，而應改用天然辛香料，如：蔥、蒜、薑和香菜等。

◎選擇新鮮材，少吃加工料
火鍋料則多選擇新鮮食材、時蔬，少吃加工食品，以避免吃進過多的人工添加物和熱量。

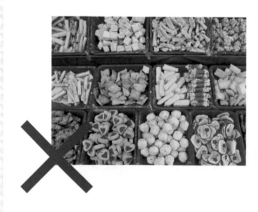
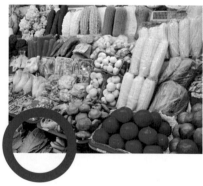

橄欖油為何會有黃綠色和黃色的不同色澤？

　　台灣外食的機會多，很多人三酸甘油脂偏高，這跟油脂的攝取有很大的連帶關係。即使是耐高溫的炸油，只要連續高溫使用四小時，油脂就會開始氧化，產生自由基。就算廠商會用濾油粉來搭配吸濾雜質，以延長油的使用壽命，仍然無法逆轉油品高溫加熱後引發的酸化。因此，少油料理成了大家的首選，但其實只要選對油烹調，還是可以吃得很健康。

　　家庭烹調用油通常會選用植物油，包括：大豆油、葵花籽油、芥花籽油、玉米油、橄欖油、葡萄籽油、胡麻油與玄米油等。不同的油品製程，會依照油籽的油分含量，而進行不同的製油方式，通常以冷壓（榨壓）和溶劑萃油為主，價格也跟著有所差別。

　　通常第一道冷壓油質是最好的，以橄欖油為例，可依製作方式區分為：

　　初榨橄欖油（Virgin Olive Oil），直接從採收的新鮮果實中以機械榨取，油質最好，保留了最多的橄欖果實風味和營養素，色澤為

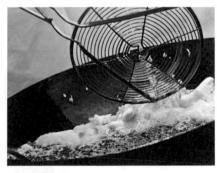

●油只要連續高溫使用四小時，就會對人體產生害處。

黃中帶綠。另依壓榨次數再分成不同等級，如Extra Virgin 或 Fine Virgin。

將榨壓過的橄欖油，再加入化學溶劑進行脫酸、脫色、脫臭後所得的精製橄欖油（Refined Olive Oil），也稱為二次橄欖油，色澤呈黃色。因為是以橄欖果渣再加工的，所以有的標示會出現Pomace（橄欖粕）字樣。

至於市面上常見的純橄欖油（Pure Oliver Oil），則是把初榨油和精製油依比例混合的普通橄欖油。有些廠商會在包裝上標示百分之百大打廣告，其實是不具任何意義的。

時下還有很多調和油產品，比如把普通橄欖油與較便宜的油類調合而成；或是由兩種或兩種以上的不同植物油混和而成，成為自創Ｘ Ｘ橄欖油、葡萄多酚Ｘ Ｘ油……這類油的價格比較平民。

在用溶劑提煉的過程中，為了穩定油的質化和清澈度，會加入抗氧化劑以防止油脂氧化敗壞，或是添加油脂性維生素Ａ、Ｄ、 Ｅ及維生素Ｂ群，來補充流失的營養素，其實對身體健康不見得有益。因此在經濟允許的條件下，一分錢一分貨的冷壓油還是比較好的選擇。

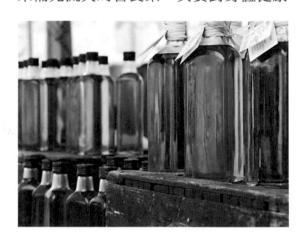

●橄欖油的種類也五花八門，
　一分錢一分貨還是比較好。

常見橄欖油類別的比較

名稱	製成方法	色澤
初榨橄欖油 （Virgin Olive Oil）	將果實用冷壓方式榨取	黃色帶綠
精製橄欖油 （Refined Olive Oil）	將榨壓過的橄欖油，加入化學溶劑進行脫酸、脫色、脫臭後製成	黃色
普通橄欖油 （Pure Olive Oil）	把上述兩種橄欖油依比例混合而得	黃色
調和油 （不具有國際橄欖油認定標準）	把普通橄欖油加上不同的植物油加以混合	淺黃色不一

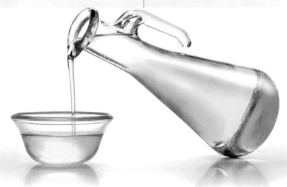

● 可以把油倒出來，觀察其色澤來辨別種類。

橄欖油如何辨別？

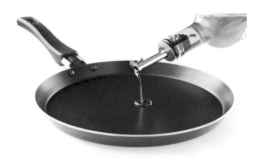

◎從發煙點分辨

「發煙點」指的是將油加熱至開始冒煙的溫度。超過發煙點時，油便開始變質，甚至劣化，會產生各種有害物質或毒素。油的純度會影響發煙點，發煙點越高，代表雜質越少。

◎從色澤分辨

色澤越清亮的油代表品質越好，顏色若呈渾濁或深沉則品質越差。
有認證標準的 Extra Virgin Olive Oil 是品質最好的橄欖油，指的是第一道冷壓榨取的橄欖油，酸性值不超過百分之一，可以直接食用。

橄欖油的簡易保存原則

◎冷壓橄欖油

好的橄欖油在室溫下都是清澈液體狀。冷壓橄欖油容易氧化，所以打開後可放進冰箱內保存，並會有霧狀凝結現象，回到室溫就恢復清澈了。

◎一般橄欖油

普通橄欖油因為不易氧化，在室溫下置於陰暗處保存就可以。

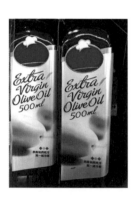

● Extra Virgin Olive Oil 是品質最好的橄欖油。

古法純釀醬油
可能速成嗎？

　　台灣俗諺說：「黑矸仔裝豆油沒底看。」用來形容一個人的深藏不露。醬油跟我們的飲食生活很密切，每個家庭的廚房裡幾乎都會有一瓶醬油。

　　隨著不同烹調需求，醬油種類和風味從普通醬油、醬油膏、蔭油、壺底油，到調味用、高湯用、沾料用的專用醬油，甚至標榜古早味、醍醐味、昆布味、柴魚味等各種風味，或是大打健康薄鹽等等，可說是應有盡有。

　　但其中有個影響消費者對於醬油品質判斷的關鍵字，就是——「純釀」。純釀代表的意義即為遵循古法釀造，製程繁複而耗時。

　　傳統釀造醬油的發酵製程至少四個月以上，然而廠商為了減縮時間與成本，大多採用高濃度鹽酸水解黃豆蛋白的方式製造，只要幾天就能完成。這種速成醬油可以配合市場需求，隨時調整風味，大量生產。

　　速成醬油以脫脂大豆為原料，直接加入鹽酸加熱分解，讓脫脂大豆中的蛋白質分解為胺基酸，經中和調製

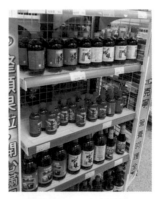

●商店的貨架上，各種醬油製品應有盡有。

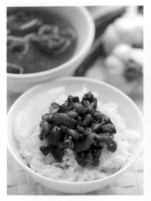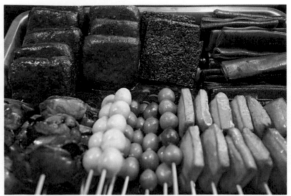

●滷肉飯、滷味等醬油含量較高,不要吃過量。

而成,跟傳統純釀造醬油以大豆、小麥為原料所產生的風味大不相同。

此外,甚至還有一種是以大豆的胺基酸分解液為原料,再添加麴菌發酵而成的化學醬油。

而且,脫脂大豆的油脂雖已抽除,但仍殘留有少量的油脂,在鹽酸水解的過程中,容易被分解為脂肪酸與甘油,形成單氯丙二醇(3-mcpd)副產物,這是一種可能致癌的物質,所以被限量殘留量在1ppm以下。

醬油當作調味料使用,每日攝取量可能還算少,但如果你是喜歡吃滷肉飯、爌肉或偏愛滷味的人,從滷汁中攝取的醬油含量可能較多,就要特別多加注意。況且,非完全天然發酵的食品吃多了對人體健康也不太好。

速成醬油因為價錢便宜,所以也常用廉價果糖製成的焦糖色素做為著色劑來增色,這種染色方法雖然不理想,卻可以利用其特性來檢驗出「病死雞肉」。

病雞在死前已處於不太動的狀態，因此身體的肝醣會迅速分解，以維持雞體的生命狀況，形成病死雞的肝醣含量並不多；而焦糖色素對同類的肝醣具吸附作用，雞肉若缺乏肝醣，則無法上色。由於餐飲業大多是用速成醬油，當醬油滷出來的雞肉呈現「黑白」深淺不均勻的現象時，便可以判斷是否為病死雞。

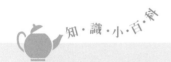

知・識・小・百・科

焦糖色素是什麼？

焦糖色素亦稱為焦糖（Caramel），是一種在食品工業中應用範圍十分廣泛的天然著色劑，可算是食品添加物的重要一員，常被用於製成糕點、甜點的糖果或巧克力的風味，或加於冰淇淋、蛋奶凍上。通常為棕黑色至黑色的液體或固體，帶有一股燒焦的糖的氣味，並有某種苦味。其原料多為果糖、葡萄糖、轉化糖、蔗糖和澱粉的水解產物或部分水解的產物。

根據《美國食品用化學品法典》中的定義，焦糖色素通常是一種複雜的混合型化合物，其中有些是以膠體聚集體形式存在，可通過加熱碳水化合物單獨製成，或者與食用的酸、鹼、鹽合成。

由於焦糖色素可溶於水，也經常用來做為食物黑色素，如可樂之類的飲料，所以也被用作食品著色劑。但第三及第四類焦糖色素會產生較多的 4- 甲基咪唑。如果 4- 甲基咪唑的濃度達到一定程度，有可能對人體的神經系統造成損傷，或者導致腫瘤產生，在動物實驗中顯示有誘發肺癌的風險。世界衛生組織允許在食物中添加含有 4- 甲基咪唑的焦糖色素，但是劑量為每公斤不能超過二百毫克。

傳統釀造醬油 vs. 速成醬油比一比

	製成時間	主要原料	製作方法	備註
傳統釀造醬油	至少四個月	大豆、小麥	古法發酵釀造	
速成醬油	幾天	脫脂大豆	以脫脂大豆加入鹽酸，加熱分解，調製而成，易形成致癌物質。	還有一種「化學醬油」：以大豆的胺基酸分解液為原料，添加麴菌發酵而成

這款ㄟ醬油是純釀還是速成？

◎從香氣分辨

純釀醬油雖然單價較高，但香氣濃郁。速成醬油的香氣因受到破壞，不會有淡淡豆香，如果有強烈香氣，就是加入香料產生的。

◎從泡沫分辨

搖動醬油瓶身產生的泡沫來觀察，可以分辨出純釀醬油和速成醬油的不同。
純釀醬油產生的泡沫細緻綿密，速成醬油的泡沫則較大。

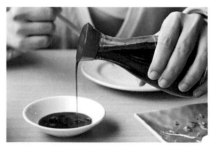

●醬油是平日常用的調味料，品質的好壞要仔細分辨。

保險粉──
是保誰的險？

　　美白不是只有化妝品喜歡用的手法，食品在製造過程中會因氧化而變色，廠商就加入漂白劑，好恢復食品的美觀；就連生鮮食物為了不受運送影響以維持新鮮狀態、增加賣相，也會使用美白伎倆。

　　亞硫酸鹽類一直是食品界的「美白聖品」，多年來一直被當成非常有效的酵素抑制劑、漂白劑、抗氧化劑、還原劑及防腐劑。由於價格便宜，效果又好，因此被廣泛使用於脫水蔬菜、水果、海鮮蝦貝類及蜜餞乾貨等產品中。因為它具有殺菌功效及強還原力，可將食品的著色物還原漂白，並可抑制氧化作用，防止酵素與非酵素褐變反應，因此又被暱稱為「**保險粉**」，是傳統市

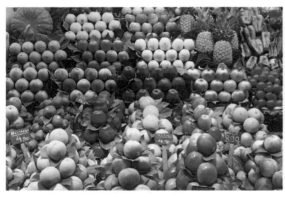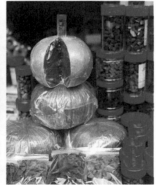

●水果和蜜餞乾貨等都可能摻入保險粉。

場中專賣海鮮的攤商必備品。

　　添加保險粉可以讓蝦類或魚鰓不變黑，更被視為是冷凍魚、蝦的雙重保障。蓮子、竹筍和蓮藕不會氧化變色也要靠它。保險粉還可以保證乾金針、竹笙泡回較鮮豔的色澤。有些餐廳為了防止腐壞，也會加在白斬雞、蒜泥白肉或鵝肉等熟食中，以延長肉品的食用時間。

　　但是，保險粉對人體可一點也不保險！這種亞硫酸鹽屬於一種高鈉鹽，過量進入人體後容易使食道脫水，引發氣喘，尤其有氣喘的人，必須特別小心。

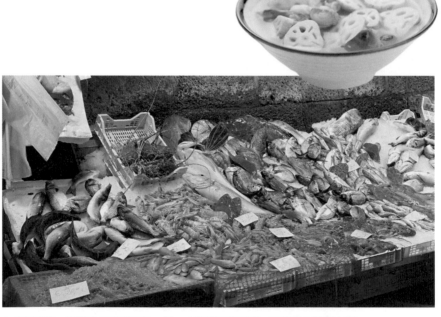

●「保險粉」從蔬食如蓮藕到魚、蝦、肉等都可能用到，可是對人體很有害。

挑選鮮蝦的要訣

◎**別挑加了硫酸鈉雙氧水的「殭屍蝦」**

當蝦子整批倒進桶中時，下層的蝦容易被上層壓住而無法呼吸，造成蝦鬚斷裂。商家常會加入硫酸鈉雙氧水，產生氧氣來保鮮，並維持蝦子完整。

○挑選時，最好是看得見蝦子活蹦亂跳的。

✗如果是只有鬚動而全身不動的「殭屍蝦」，可能是泡過保險粉的蝦子。

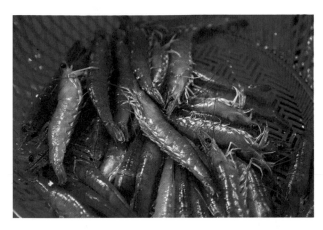

● 連蝦子都「凍未條」的保險粉，人體當然更受不了。

◎**也不要加了亞硫酸鹽類的蝦子**

○蝦仁汆燙後會縮是正常的。

✗蝦仁汆燙後不會縮起來，或是連殼煮熟的蝦子半小時後，尾巴和蝦脖子還不會變黑。

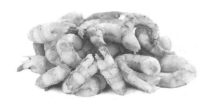

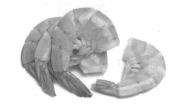

● 想知道是否買到了亞硫酸鹽蝦？觀察剝殼燙熟的蝦仁或連殼煮的蝦子就對了。

這些蔬果「保險」了嗎？

亞硫酸鹽（Sulfites 或 Sulfiting Agents），有時在標籤上會被列為二氧化硫（Sulphur Dioxide），是屬於合法但限有殘留量規範的添加物。被廣泛用於食物加工中，主要是讓食物的口感更爽脆，防止黴菌或細菌滋生，或是防止或減緩包裝食品褐變（使蔬果不致變黑）。過去在進口水果中比較容易發現，現在仍多存在於中藥、金針、榨菜、筍干、枸杞、菊花茶⋯⋯等乾貨類食品中。

若亞硫酸鹽類添加過量，會造成大量的二氧化硫殘留，長期食用將導致人體呼吸系統功能障礙。對亞硫酸鹽敏感的人會出現噁心、腹痛、抽筋，以及類氣喘的症狀，嚴重的甚至會休克！

要降低一般食材或藥材上二氧化硫的殘留風險，多用水浸泡，這是因為二氧化硫可溶於水。浸泡時間越長、水溫越高，可以溶解出的二氧化硫就越多。

如何知道食品是否有可能添加這類「保險粉」呢？在此針對四樣食品，提供辨別的小秘訣。

◎金針

●存放：
金針不耐儲存，顏色多會轉為暗褐色，所以如果顏色過度鮮黃的不要購買。

●味道：
處理程序良好的金針，吃起來不應該會有酸敗的藥水味。

●清洗程序：
在烹調前，可先將金針浸泡在約四十五度C的溫水中二十分鐘，再取出擰乾，如此重複二至三次，最後將金針完全瀝乾後再下鍋，可降低二氧化硫殘留量。

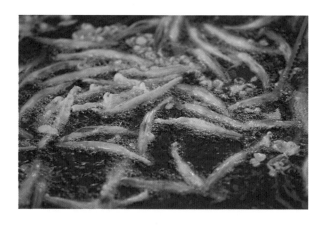

●金針烹調前，經過正確的清洗程序，才不會吃入過量的二氧化硫。

◎菜脯

●外觀：
菜脯曬乾後應是又乾又黑的。若菜脯外觀是白、亮、濕的，就要小心是不是加了過多的亞硫酸鹽。

●分辨的方法：
●好菜脯的顏色較深、體積小，且摸起來很乾燥。
●壞菜脯的顏色淺而白，體積大，且摸起來濕濕的，可能加了過量的防腐劑。

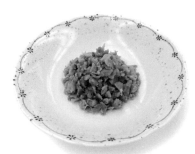

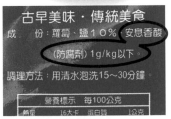
古早美味・傳統美食
成　　份：蘿蔔、鹽10%、安息香酸
（防腐劑）1g/kg以下。
調理方法：用清水泡洗15～30分鐘。

營養標示　每100公克
熱量　　16大卡　蛋白質　　1公克

●安息香酸即苯甲酸，是常用的防腐劑之一，1g/kg 是使用上限。

◎蝦米

●顏色：
正常蝦米的顏色為自然的淡橘紅色，且無異味。

●清洗：
可將少量酸醋及米酒加入水中後，放入蝦米，加熱浸泡五至十分鐘，再以清水沖洗約三分鐘，即有助於去除殘留的二氧化硫。

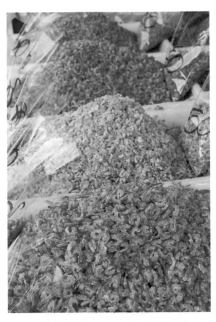

●單單一個攤子上，蝦米的種類就有這麼多，購買時還是要選擇信譽良好的品牌。

第三章

你應該掌握的
5大飲食原則

別再被廣告用詞混淆了！

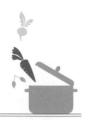

明明叫作牛肉麵卻沒有牛肉塊，松露巧克力裡面卻沒有松露，龍蝦丸也不是龍蝦做的，這樣的食品經常看得到，也常常引起消費的糾紛。廠商總是說這些來自於

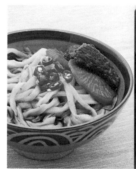
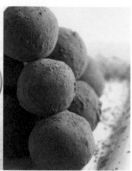

●聰明的消費者，別被誇大的廣告詞騙了。

創意發想，僅供參考，不過，拿食材來吸引消費者購買，並藉機提高產品價值感受和價格的用意太明顯了。

●●● 產品包裝藏玄機

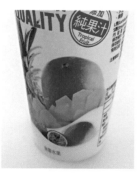

●包裝上的圖片有時只能當作參考。

就像有的廠商也會利用包裝上的圖像來吸引消費者的目光，但不表示產品中就一定有這些食材。最常見的就是水果圖案，很多果醬、果汁、果凍、優酪乳或乳酸飲料等有水果風味的相關產品，在包裝上常用真實水果圖片來吸引消費者，結果實際的產品全是一些色素

和香料所合成，並沒有任何真正的水果，或其他跟水果有關的內容物。

只要多看一下產品的成分標示，立刻就可以發現這一類的「騙局」！

◉ 把配角當主角

在廠商最常用的手法中，還有一種是把配角、甚至是小角色拿來當主角，也就是說，雖然成品中含有這種成分，但是照比例不一定是最多，卻被拿來當成主要賣點。最常見的如時下流行的養生穀物食品，無論是沖泡的還是飲料包裝的，主打的成分卻不是產品中含量最高的。比如山藥薏仁穀飲，乍看之下應該是以山藥薏仁最多，但如果細看標示，卻是其他黃豆、大麥、小麥……等等，主成分的含量排序卻很後面；又如深受女性喜歡的黑糖產品，雖然打著黑糖為品名，成分中卻混合著大量果糖。

成　分

主原料:薏仁、山藥、百合。
副原料:綜合穀物(小麥、燕麥、小麥麩皮、蓮子、黑米、糙米、蕎麥、大麥、麥芽、松子、南瓜子、核桃、白果)、蔗糖、ω3/6調和植物油粉、麥片、綠豆、碳酸鈣、菊糖、關華豆膠、天然香料、維生素E。

● 購買時一定要細心看看包裝上的成分，
  瞭解自己吃的究竟是什麼。

以知名產地為號召

更奇特的是，名稱打著地名號召，可是卻和實際產地一點關聯都沒有，例如「松阪豬」、美國「神戶牛」以及澳洲「和牛」……等等，不勝枚舉。這些都是業者利用消費者對品質的心理認知和聯想，以廣告文案來提高肉品價值。其中「松阪豬」就是台灣自創的，指的是油花看起來像松阪牛肉般的豬頰肉，是每隻豬都會有的兩片肉，其實跟養殖出非常頂級牛肉的日本松阪地區一點關係都沒有。

大家千萬不要被這些五花八門的形容詞迷惑了。我們無法期待廠商都很誠信，但絕對可以靠自己來把關，多學習如何從成分和營養標示中分辨真偽，就不會再掉進廠商的廣告陷阱中。此外，政府的食品藥物管理局現在也逐漸將「正確標示」列為食品衛生的重點工作之一。

或許美國飲食作家麥可‧波倫（Michael Pollan）在《飲食規則》中提到的這句話，可以當成大家挑選食物時的一個原則：

「如果這個食品偽裝成別的東西，別吃！」

（Avoid foods that are pretending to be something they are not.）

這些詞句，食品廣告不能用！

食品標示、宣傳或廣告，如有誇張、易生誤解或宣稱醫療效能的情形，且涉及違反健康食品管理法第六條規定者，應依違反健康食品管理法論處。

也就是說，一般食品如果沒有取得健康食品許可，不得標示或廣告有健康食品的保健功效。對於違法者，依健康食品管理法可處三年以下有期徒刑，並得併科新台幣一百萬元以下罰金。相關的詞語諸如：

◎「減少疲勞感、延年益壽」不能隨便用

「減少疲勞感、延年益壽」的用詞，與健康食品的十三項保健功效（參見第一四六頁）意義相近，不得用於食品的廣告與標示中。

◎「青春永駐、青春源頭、使小便順暢」太誇大不能用

而過於誇大的用語如：青春永駐、青春源頭、使小便順暢等也不得使用。

◎其他不宜使用的詞語

根據衛生福利部公告的認定基準，下列詞句雖然沒有涉及醫療效能，但被認定涉及誇張或易生誤解，也不宜使用：

1. 涉及生理功能者。

例如：增強抵抗力、強化細胞功能、增智、補腦、增強記憶力、改善體質、解酒、清除自由基、排毒素、分解有害物質、改善更年期障礙、平胃氣、防口臭等語詞。

2. 未涉及中藥材效能而涉及五官臟器者。

例如：保護眼睛、增加血管彈性等用詞。

3. 涉及改變身體外觀者。

例如：豐胸、預防乳房下垂、減肥、塑身、增高、使頭髮烏黑、延遲衰老、防止老化、改善皺紋、美白、纖體（瘦身）等用語。

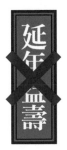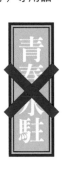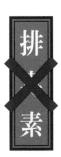

保健食品與
健康食品的抉擇！

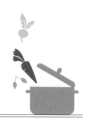

　　國人很喜歡吃補，從食補到藥補五花八門，相信「有吃就有補」。這使得許多標榜有機或體內環保等各種元素的保健商品，如雨後春筍般發展，簡直讓人目不暇給。除了一般熟知的維生素A到E外，新的納豆激酶、靈芝、冬蟲夏草、鯊魚軟骨、甲殼素、藍綠藻、卵磷脂、葡萄籽、益生菌、大蒜精、紅景天到膠原蛋白……真是應有盡有。

　　問題是這些保健食品，吃了真的對身體健康有益嗎？

　　有的人誤以為天然的很安全，把各種保健食品混著吃或是過量使用，反而危害健康。就曾有過案例，有位相信吃魚肝油補眼睛的媽媽，讓小朋友每天吞十顆，結果小孩不但發育受影響，還出現肝硬化的情形。醫生就提醒，即使是安全性高的水溶性維生素B和C，也可能因排尿少而造成在體內累積，產生結石、引發頭痛。更何況是吃進非天然的人造食品，只會破壞身體的體內

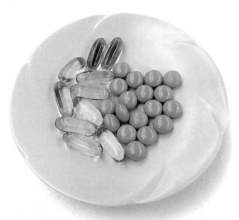

● 魚油、維他命 B 群……算算看，
　你家有多少種保健食品？

平衡而已。

在這裡必須向大家
釐清的首要觀念是：保
健食品不是藥品，並不
具有治療的功能。同
時，**保健食品並不等於
「健康食品」**。在台
灣，「健康食品」已成
為法定的專有名詞，只

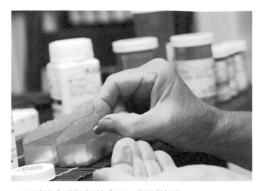

● 只要是吃進肚裡的東西，都要慎選。

有經政府許可才能合法使用，況且，目前國家開放的保健項目只
有十三項而已。所謂的「保健食品」則是對維持身體健康有幫助
的食品通稱，通常強調某些特殊成分，然而保健食品不能宣稱保
健功效，也不能使用「健康食品標章」。

不過，無論是保健食品或健康食品，在選擇的時候都應該注
意其成分，並根據個人體質及需求選購，絕對不要一窩蜂地跟著
流行吃。

奉勸大家，任何健康食品或是保健食品的營養素，都比不上
新鮮食物的百分之一，甚至千分之一。專家學者都同意，一般人
不需要特別補充維生素，營養素最好的來源是天然食物。何況號
稱天然成分的，也未必完全是從自然食物中取得，多少仍加入了
合成營養素，更不必提有些根本都是化學合成的。尤其是錠劑或
膠囊，在填充過程中會有污染的風險，也會造成胃部多餘的消化
負擔。

無論如何，健康還是建立在正確的飲食、規律的運動和良好
的生活習慣上，一切均衡最好。

政府公告的十三項保健功效

目前我國政府開放的十三項保健項目如下：
1. 改善胃腸功能
2. 改善骨質疏鬆功能
3. 牙齒保健功能
4. 免疫調節功能
5. 護肝功能（針對化學性肝損傷）
6. 抗疲勞功能
7. 延緩衰老功能
8. 促進鐵吸收功能
9. 輔助調節血壓功能
10. 不易形成體脂肪功能
11. 輔助調整過敏體質功能
12. 調節血糖功能
13. 調節血脂功能

想確認產品是否通過政府認證，可至食品藥物消費者知識服務網（consumer.
fda.gov.tw）查詢：進入首頁→整合查詢中心→食品→核可資料查詢→衛生福
利部審核通過之健康食品資料查詢。

三合一標示才是健康食品

衛生福利部在一九九九年制訂了《健康食品管理法》，對健康食品定義為：「是
提供特殊營養或具有特定之保健功效，特別加以標示或廣告，而非以治療、
矯正人類疾病為目的之食品。」
健康食品的功效須經由衛生福利部審查
核准，廠商必須申請取得健康食品認證
及許可，才能合法使用「健康食品」的
名詞。而只有標有「健康食品」、「衛部
健食字號」及「綠色橢圓標章」，才是
經過衛生福利部認可有保障的健康食品。

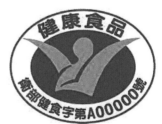

食品包裝和容器的
品質安全不可輕忽！

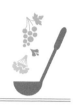

現在有很多人都會自備餐具，以減少免洗餐具的使用量，降低環境垃圾和回收的負擔。說起來這是一件好事，但有些人準備的不鏽鋼餐具卻可能有安全上的問題。

為什麼呢？因為不鏽鋼是一種合金鋼材，主要是鐵、鉻跟鎳，再加上碳和其他元素組成。

不鏽鋼的特性會因組成元素的含量比例而有不同，只要鉻的含量夠，在常溫大氣中是不會生鏽的。但因近年來國際金屬價格不斷攀高，使得不鏽鋼的價格也跟著變動，因此發展出一種以錳和氮來代替鎳成分的新200系列不鏽鋼（SUS201及202）。有些團膳單位因為量大，就會用這種價錢便宜、但錳含量偏高的「高錳不鏽鋼」。然而，這類不鏽鋼的品質和耐腐蝕性仍有待商榷，並不適合拿來當成盛裝食物的大容器或是餐具。

建議大家在挑選不鏽鋼用品時，一定要選擇商譽良好的品牌，並選用國際編號SUS 304以上的鋼種，才不

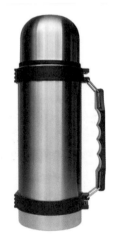

●不鏽鋼產品要選用國際編號 SUS 304 以上的種類才符合健康。

會對健康造成威脅。千萬不要被來路不明的廠商所用的「高級不鏽鋼」等含糊字眼誤導了!

利用以下的簡單方法,可以有效檢測你家的不鏽鋼鍋品質到底好不好。

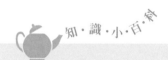

不鏽鋼鍋的薏仁湯檢驗法

把買回來的鍋子加水煮上一鍋薏仁湯,如果發現煮過之後,鍋子和薏仁湯都變黑了,就表示鍋子是劣質的不鏽鋼鍋。

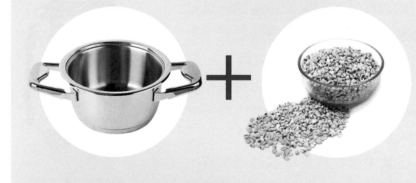

此外，一般人仍多習慣用塑膠容器來裝食物。但是大家多半關注於這些塑膠容器是否能被分解，會不會造成環境污染影響問題，其實用「對的」塑膠容器對於健康才更重要。

塑膠產品有成千上萬種，而以耐熱度加上特性，可分為七類。為避免民眾不當使用塑膠類食品容器包裝，食品藥物管理局自二〇一一年開始逐步針對「塑膠類食品器具容器包裝應標示事項」，規定指定的塑膠食品器具、食品容器及食品包裝，應依規範標示產品材質、耐熱溫度及使用注意事項等資訊（如下表）。

塑膠產品的七種分類

回收辨識碼／名稱	產品圖例	常見用途	耐熱度及特性
聚乙烯對苯二甲酸酯（PET）		寶特瓶	● 60-85℃ ● 硬度、韌性佳，質量輕，不揮發，耐酸鹼
高密度聚乙烯（HDPE）		塑膠袋、半透明或不透明的塑膠瓶	● 90-110℃ ● 耐腐蝕，耐酸鹼

塑膠產品的七種分類

回收辨識碼／名稱	產品圖例	常見用途	耐熱度及特性
聚氯乙烯（PVC） 3		保鮮膜	●60-80℃ ●可塑性高，易釋出有害人體物質
低密度聚乙烯（LDPE） 4		塑膠袋、半透明或不透明的塑膠瓶	●70-90℃ ●耐腐蝕，耐酸鹼
聚丙烯（PP） 5		水杯、布丁盒、豆漿瓶	●100-140℃ ●耐酸鹼，耐化學物質，耐碰撞，耐高溫
聚苯乙烯（PS） 6 ※發泡聚苯乙烯即為保麗龍		養樂多瓶、冰淇淋盒、泡麵碗	●70-90℃ ●吸水性低，安定性佳
其他類，如：聚碳酸酯（PC）、聚乳酸（PLA） 7		【PC】嬰兒奶瓶、運動水壺 【PLA】冷飲杯、沙拉盒	【PC】 ●120-130℃ ●質輕，透明，耐高溫 【PLA】 ●約50℃ ●質輕，透明

● 資料來源：行政院環保署資源回收網（recycle.epa.gov.tw/other/can1.html）「塑膠材質回收辨識碼」。

市面上常見一種白色易脆的杯子就是PS聚苯乙烯材質（編碼6），其特性是點火燃燒後會冒出黑煙及臭味，不適合盛裝100℃以上的食品，更不能直接放進微波爐中。

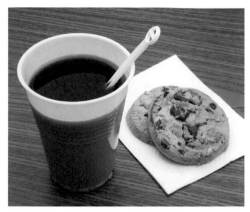

●塑膠杯不適合用來盛熱飲。

而且，因為這種杯子含有苯乙烯單體，對於含柑桔果實精油成分的萜類（Terpene）十分敏感，所以要避免拿來盛裝柳丁、檸檬、葡萄柚、橘子、桶柑、金桔類，以免造成苯乙烯單體溶出，吃進肚裡後危害肝臟健康。

保麗龍容器也是屬於聚苯乙烯化合物的一種，同樣也不適合拿來盛裝酸性或過熱的食物。

真相在這裡

塑膠杯裝柳丁汁有多毒？

塑膠容器不是遇熱才有毒，常見的塑膠杯裝入柳丁汁等酸性果汁，照樣會溶出毒物，長期食用的話，情況嚴重者甚至可能致癌。

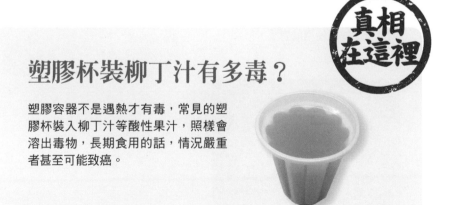

塑膠容器的品質好壞如何分辨？

有個好用的分類口訣，可以用來辨識塑膠：
一二不重複，三不微波，四低耐熱，五使用較安全，六遠離熱酸鹼，
七類應多慎選。

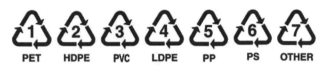

另外，要分辨塑膠容器的品質好壞，
還有以下兩個方法。

◎燒燒看
最簡單的方法就是「燒燒看」，好
的材質容易著火，若聞起來像蠟燭
的味道，比較不會釋出有毒物質（不
過，用火的時候請小心）。

◎對照產品上標示的編碼使用
另一個方法，就是對照瓶身的標示，
其中有耐熱度和標示屬於哪一類，
對照數字號別使用就對了。

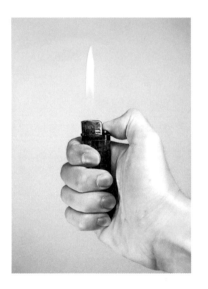

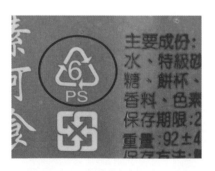

調味少一點，
健康就能多一點！

　　瞭解味道的來源，就可以訓練出敏感的味蕾，才不會被味道牽著鼻子走。「自然食物」風潮正當道，許多餐廳一直強調不用人工鮮味劑，以顯示自己的品味和高檔格調。

　　我們所吃的「味道」，通常來自蛋白質提供鮮味、脂肪提供香味和醣提供甜味。這三種味道來源如果分子體積越小，跟舌頭的接觸交涉面就越廣，味道也越教人喜歡；矛盾的是，分子越小，身體卻也越容易吸收，而對健康造成危害。基本上，如果一種食物以前沒那麼好吃，現在卻突然變好吃了，那麼它有可能是在製造過程中被動了手腳。此外，當調味的分子小時，水合性大，會導致身體能吸收的水分減少，容易產生口渴現象。

　　如果你是一個過於注重追求口味和口感的人，長期下來，這樣的飲食習慣絕對會加重你身體的健康負擔。

　　所以建議大家，在用餐時可以先吃白飯，等血糖上升、飢餓感降低時，再吃其他東西，就可以避免吃過量而造成身體消化的負荷。

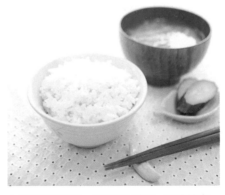

●每餐先吃白飯，有助控制食量，維護健康。

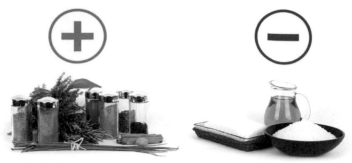
● 多用天然調味料，少油、少鹽，減少身體的負擔。

　　此外，也要盡量少吃用勾芡的食物，因為澱粉中的蛋白質經水分解後會變成最小的葡萄糖，被身體迅速而完全地吸收，形成百分之百的醣，反倒容易使血糖增高，增加胰臟負擔。冬天常見的燒仙草等黏稠點心，或是菜名中有「羹、燴、滑、溜」的菜餚，要特別留意不要吃過多，以免引發慢性疾病。

　　想要健康，飲食一定要清淡。

　　如果希望口味有點變化，不妨多使用天然調味料，如九層塔、香菜、檸檬、韭菜和迷迭香、蒔蘿草、鬱金香粉、巴西里、薄荷葉、甜羅勒等溫和香料，不僅可添加菜餚的香味、色澤，同時還含有豐富的維生素、礦物質、纖維素及植物性化合物，有助增強新陳代謝及免疫能力。

　　為了不讓過多的添加物妨礙身體健康，建議大家還是**多吃天然的、不添加人工成分、簡單烹調或是低度加工的食物。**

　　以食物最自然的加工方式製成的食品，才是好的產品。除了掌握選擇標示有完整的品名、內容物、添加物、過程、製造日期或保存日期、合格製造商資料的實在產品外，也要盡量避免購買來路不明的散裝食品。

　　如果這樣還是覺得不放心，可以把握一個原則：

　　添加成分越多的，就越不要買來吃！

外食族用餐守則

◎中式早餐

1. 避免選擇含油量太高者。
2. 以不加糖為佳。
3. 盡量增加纖維質的攝取。
4. 避免過重口味。

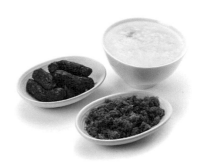

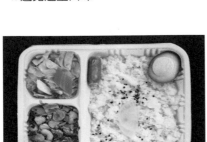

◎便當

1. 避免淋滷汁或添加肉臊。
2. 避免油炸、蜜汁、糖醋的菜式。
3. 便當附贈的含糖飲料宜避免喝。
4. 以自己挑選菜色為宜。

◎西式自助餐及套餐

1. 主菜選擇以海鮮及含油量較少的白肉為佳，並注意攝取量。
2. 多選擇生菜類，但須注意沙拉醬的種類及份量。
3. 單點優於吃到飽。
4. 以清湯取代濃湯。
5. 餐後甜點宜以水果取代。
6. 飲料以不加糖的熱茶、熱咖啡為宜。

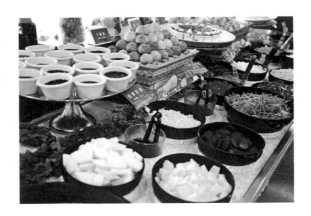

◎日式飲食
1. 選擇燒烤、涼拌、生魚片等的菜式。
2. 若選擇油炸食物，則外層包裹的麵皮應去除。
3. 日式餐後甜點多數含糖量高，宜避免。

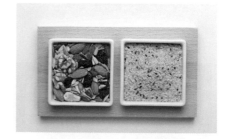

◎素食
1. 盡量選擇天然的食材，過度加工成品宜避免。
2. 適量地食用種子類（如南瓜子、松子）及堅果類（如花生、杏仁、芝麻、核桃），可增加微量營養素的攝取。但這類食物因含油量較高，須限量食用。
3. 避免油炸、油酥、糖醋、蜜汁等的菜式。

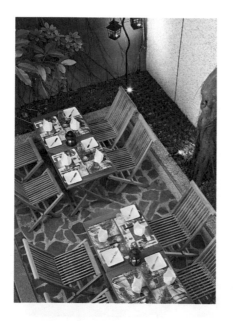

挑選餐廳注意事項

1. 餐廳四周的排水溝如果髒亂的不要去。
2. 從餐廳外場到廚房內場之間的通道，油膩不清潔的不要去。
3. 在餐廳外場就可以聞到廚房烹調氣味的不要去（不要被「聞香下馬」的招牌給欺騙了，會有如此強烈效果有很多是人工添加物散發出來的）。
4. 廚師會抽煙、嚼檳榔的不要去（因師傅的味覺已被破壞了，調味料及添加物會下得較重）。

低碳飲食
環保又健康！

　　現代人大量攝取精緻食物以及偏好高蛋白、高脂肪和低纖維的飲食，於是更多過度加工和摻了大量添加物的食品不斷被製造出來。這種食品的分子量小、便於吸收，但是卻導致自由水分子減少，造成人體代謝負擔，加上含鈉物質多、吸水性強，所以讓人更容易口渴。

　　有研究指出，現代人容易罹患癌症的原因，與攝取了過量的蛋白質有關。過多的蛋白質容易產生鼻涕、痰等黏液，當黏液排不出去時，會造成淋巴系統堵塞、產生過敏症，加上壓力，無形中提高了腫瘤發生的機率，因此形成了惡性循環。

人體健康的惡性循環過程

高蛋白飲食
→身體易產生黏液
→黏液無法排出，使淋巴系統堵塞
→過敏症 ＋ 壓力
→惡性腫瘤

專家建議，每日飲食的攝取比例為：百分之十二的蛋白質、百分之二十五的脂肪，以及百分之六十三的醣類。若以成人一天所需攝取一千六百至二千四百卡計算（依活動力高低不同），正常一餐攝取八百卡路里來換算，也就是一餐只要吃九十六卡（約二十四克）的蛋白質就夠了。如果經常攝取超過百分之四十以上蛋白質（即三倍以上的蛋白質，約八十克），將會提高癌症發生的機率。

　　過多的蛋白質也是造成骨質疏鬆症的原因，因為蛋白質經過作用會將血液變成酸性，而吸收了骨骼中的鈣。所以與其多補充鈣，還不如降低蛋白質攝取的量比較健康。

　　建立「**低蛋白、低油脂、低糖、低鹽和高纖維**」的四低一高**飲食**，可以避免身體酸化，奠定健康基礎。酸化體質表現在生理

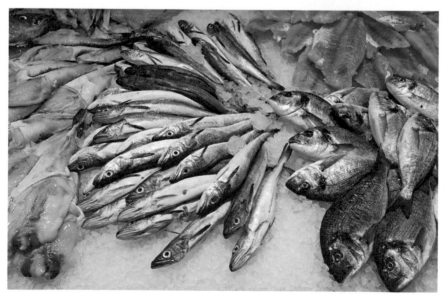

●吃魚是不錯的健康選擇。

上，容易出現皮膚無光澤、香港腳、容易疲勞、步伐緩慢與動作遲緩。大部分的動物脂肪都屬於酸化食物，所以為了健康，應該盡量減少攝取。同時要多攝取鹼性食物，如富含鈣、鉀、鈉、鎂、鐵等礦物質的蔬菜、水果、豆類和海藻。

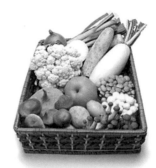
● 多選用當季和在地食材。

　　現代多提倡以吃白肉代替紅肉的低碳飲食，即用重量乘以距離的多寡換算為食材選擇。在台灣，牛肉因多來自美國或是紐澳地區，經過運算，屬於宜少吃的高碳食物。此外，紅肉脂肪較高，吃多了容易引發慢性疾病。

　　通常為讓蔬果禁得起長期運送，多需要提前採收，並利用化學加工（如打臘或施以環狀餅烯類物）來避免蟲害，並抑制熟成。因此，只要提高食物從產地到餐桌的新鮮度，減少貯藏機會，自然就可以減少對添加物的使用需求。

　　低碳飲食的原則包括：
　　1.選吃當季、當地食材。
　　2.少吃進口食物，可縮短食物運送里程，且能避免非當季食材需要多餘的冷藏保存能源。
　　3.多選擇包裝精簡、少加工的食材（自然日曬、風乾的方式不在此限）。
　　4.購買適當的份量，掌握節能原則的烹調方式，可以減少因購物和垃圾廢棄回收所產生的交通能源浪費。

我的健康二十四字訣

根據多年來實際身體力行,我對於健康飲食歸納出一個二十四字訣,提供給大家參考:

均衡飲食、新鮮食物、適當運動、充足睡眠、代謝正常、愉快心情。

過去我曾長期為過敏體質所苦,但是自從開始保持簡單、清淡的飲食,並固定爬山健行和打坐,盡量維持晚上十一點前就入睡、早上六點起床的習慣,長時間遵行下來,身體的過敏狀況有了明顯改善,從此不需再吃藥,而且我在近幾年間都沒有感冒!

打坐小建議

在進行靜坐的金剛坐姿前,先進行謙卑為懷的五體跪拜(即先採跪坐姿,再將頭和雙手往前伸直,盡量把額頭和手心貼地),讓氣血循環後,再開始沉心冥坐,能提高專注,促進健康。

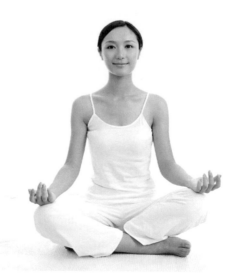

●打坐可以讓人靜心、放鬆,有助使心情愉悅。

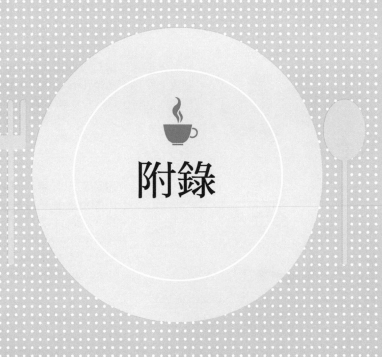

附錄

你應該認清自己可能
吃了哪些食品添加物

食品	圖例	狀況說明	可能的添加物
一般食品，如：起司、口香糖、高鮮味精	軟起司	常溫下不見腐敗，保存長久	魚精蛋白、胺基乙酸（分類為調味劑）、二氧化氯、雙氧水、乳酸鏈球菌素（Nisin）、鏈黴菌速（Natamycin）、胺基乙酸及其鹽類、反丁烯二酸（Fumaric Acid，分類為調味劑）、己二酸（分類為品質改良劑）
	口香糖	甜味	甜菊萃、甘草萃及其衍生物、D-山梨醇、糖精（Saccharin）、環己基（代）磺醯胺酸鈉（Sodium Cyclamate）、阿斯巴甜（Aspartame）、醋磺內酯鉀（Acesulfame potassium）
	泡麵	鮮味	5´-次黃嘌呤核苷磷酸二鈉（Sodium 5´- Inosinate）、5´-鳥嘌呤核苷磷酸二鈉（Sodium 5´-uanylate）、5´-核醣核苷酸鈣（Calcium 5´-Ribonucleotide）、胺基乙酸（Glycine）、DL-胺基丙酸（DL-Alanine）、L-麩酸鈉（Monosodium Glutarmate）

食品	圖例	狀況說明	可能的添加物
一般食品，如：起司、口香糖、高鮮味精	拉麵	QQ口感	醋酸鈉、葡萄糖酸內酯、偏磷酸鈉（三偏或六偏）、檸檬酸、多磷酸鈉、酸性焦磷酸鈉、氯化鈉
	杏仁豆腐	杏仁味	苯甲醛
罐頭：八寶粥、番茄罐頭、芭樂汁等	TOMATO	食品有透明黏稠感	鹿角菜膠、玉米糖膠（Xanthangum，中國大陸名黃原膠）、酸化製澱粉、甲基纖維素鈉
		風味佳	黏著劑、磷酸鈉、調味料（非必須胺基酸）PH值調整劑、保色劑（亞硝酸鈉）、酪蛋白鈉
肉類加工品：香腸、火腿、臘肉、培根、板鴨		Q彈多汁、肉色紅潤	單磷酸鹽、雙磷酸鹽、複合磷酸鹽、偏磷酸鈉、硝酸鹽類

食品	圖例	狀況 說明	可能的添加物
進口米		不會發霉，不會長米蟲，很有亮澤	拋光劑：矽酸鎂、碳酸鈣、葡萄糖和修飾澱粉
白米飯		Q彈口感，有亮澤	α-澱粉水解酶（Alpha-Amylase）、環狀糊精（Cyclodextrin）、葡萄糖（Glucose；Dextrose）、甘氨酸（Glycine）、組織酸（-Histidine）、鹽酸鹽（Hydrochloride）、離胺酸（Lysine）、鹽酸-L-色胺酸（Hydrochloride-L-Tryptophan）、木瓜酵素（Papain Silicon Resin）
		煮飯很Q且不沾黏	醋酸鹽類、磷酸鹽類、檸檬酸鹽類、胺基乙酸鈉（MK-TOP）
包子		色澤過白且可常溫放置很久	硫磺（熏蒸，讓麵糰發更大、蒸出來更粉白的包子）

食品	圖例	狀況說明	可能的添加物
饅頭		很Q	過氧化苯甲醯、矽膠
粉圓		常溫下放置半年以上不腐壞	基多糖、二乙二胺（Disodium）、Ethylenediaminetetraacetate（ＥＤＴＡ）、菸鹼酸醯胺（Nicotinamid）、半胱胺酸鹽酸鹽、酒石酸、偏磷酸鈉、己六醇
剝皮蒜頭		未經γ射線也不會發芽	防腐劑
鯛魚		肉很紅	一氧化碳
魚翅		發脹速成	碳酸鈉、硫酸鋁鈉

食品	圖例	狀況說明	可能的添加物
餅乾		打開後放置一段時間反而變得很硬很脆	二氧化矽或矽酸鈣、氯化鈣
泡芙		奶香	甘油脂肪酸酯、溶血卵磷脂、維生素C、半纖維素酶、蛋白酶、α澱粉酶
果汁、豆漿		沒有泡沫	含鈉離子之添加物（例如防腐劑、矽膠、乳化劑）
豆腐		掉到地上不會破、縱切後非常平滑沒有孔隙	矽膠、二氧化矽或矽酸鈣、氯化鈣、葡萄糖酸內酯
魚板		口感好	調味料（非必需胺基酸）、磷酸鹽類、碳酸鈣、植物性蛋白、著色劑

食品	圖例	狀況 說明	可能的添加物
巧克力		不苦的黑巧克力	乳化劑、甜味劑（海藻糖、乳糖醇、甜菊）、酪蛋白鈉、紅麴色素、酸味料、山梨糖醇
口香糖		甜味	甜味劑（阿斯巴甜、木糖醇、醋磺內酯鉀）、著色劑、黏稠劑（阿拉伯膠）、軟化劑、光澤劑、口香膠、磷酸鈣乳化劑
非原味優格		多口味	甜味劑（甜菊）、黏多醣體、香料、酸味料、著色劑
三合一咖啡		即溶易沖泡	甜味劑（甜菊）、乳化劑、酪蛋白鈉、抗氧化劑
碳酸飲料		口味	焦糖色素、防腐劑、甜味劑、咖啡因、酸味料、磷酸鹽類、色素、香料

食品	圖例	狀況說明	可能的添加物
油麵、涼麵		增加彈性及防腐	色素、鹼粉、磷酸鹽類
米粉		增加美觀及黏性	色素、鹼粉、磷酸鹽類、化製澱法
洋菇、蓮藕、蓮子、百合		增加美觀	漂白劑
金針乾、高麗菜乾、白木耳、竹笙、柿乾、芒果乾、鳳梨乾		增加美觀	二氧化硫

附錄 2 ——
相關食品安全機構與資訊查詢網站

機構網址	QR code
衛生福利部食品藥物管理署 www.fda.gov.tw	
衛生福利部國民健康署 www.bhp.doh.gov.tw	
行政院農業委員會農糧署 www.afa.gov.tw	
台灣優良農產品管理入口網 cas.coa.gov.tw	
財團法人食品工業發展研究所 www.firdi.org.tw	
台灣食品 GMP 發展協會 www.gmp.org.tw	
中華穀類食品工業技術研究所 www.cgprdi.org.tw	
台灣食品科學技術學會 www.food.org.tw	
台灣營養學會 www.nutrition.org.tw	
財團法人中央畜產會 www.naif.org.tw	
財團法人中華民國消費者文教基金會 www.consumers.org.tw	
財團法人董氏基金會 www.jtf.org.tw	
主婦聯盟環境保護基金會 www.huf.org.tw	
上下游 News&Market 新聞市集 www.newsmar	

近年發生的重大食品安全事件

　　每年幾乎都有許多黑心食品事件爆發，而多起重大食品安全事件讓消費者不禁要問：「我們究竟吃什麼才能安心？」就連號稱優良廠商的商家也發生了使用過期原料的事件！台灣的食品安全真的是大黑洞嗎？全民的食品安全由誰來把關？

　　在此列出近年來幾項影響社會甚大的食品安全事件，提供大家參考。雖然黑心食品幾乎防不勝防，但若能加以瞭解，掌握事件全貌，將可避免重蹈覆轍。

【二○○八年】
◎三氯氰胺——毒奶粉事件

　　八月爆發中國三鹿集團生產的奶粉中含有三氯氰胺，產品亦銷售到台灣當作食品原料，引發了消費者的食用恐慌。因而促發衛生署成立食品藥物管理局（現為衛生福利部食品藥物管理署），並加強相關食品管理。

【二○一一年】
◎塑化劑 DEHP事件

　　五月爆發的一系列食品安全事件，起因於發現市面上有部分食品遭檢出含有具生殖毒性的DEHP塑化劑，進而發現部分上游原料供應商，取代了常見的合法食品添加物起雲劑，而使用廉價的工業用塑化劑撙節成本。除了飲料商品，影響範圍亦擴及糕

點、麵包和藥品等。相關政府機關在事件爆發後，明訂同年六月起，若相關食品未完成自我檢驗，一律禁止販售。

【二〇一二年】
◎瘦肉精恐慌
　　二〇一二年七月二十五日，立法院通過法案，含瘦肉精「萊克多巴胺」的美國牛肉可以進口，未來台灣牛肉亦容許使用瘦肉精萊克多巴胺。這個消息引發國內譁然，產生了許多疑議。為了確保消費者權益，衛生署（現為衛生福利部）公告進口牛肉可容許殘留10ppb瘦肉精「萊克多巴胺」，也附帶強制所有販售牛肉品業者必須標示牛肉產地，以供消費者參考。

【二〇一三年】
◎順丁烯二酸——毒澱粉事件
　　五月時，台灣食品藥物管理局稽查發現，業者違法使用非食品添加物的順丁烯二酸於食品中，且全台很多食品工廠可能淪陷，涉及其中。受波及的有市售澱粉類食材（含地瓜粉、番薯粉、酥炸粉、黑輪粉、澄粉等），與可能含毒澱粉的市售食物（粉圓、芋圓類、粄條、肉圓、豆花、粉粿，及關東煮、天婦羅等魚肉煉製品）。若長期多量食用，再與其他物質結合累積，對身體代謝將形成負擔。

　　毒澱粉的影響層面頗大，甚至延燒到國際，嚴重打擊台灣美食王國的聲譽，促使政府新修《食品衛生管理法》，並在新版中明確增列「毒澱粉條款」，明確規定「添加未經中央主管機關許可之添加物」就是違法行為。

◎米粉沒有米──米含量不足

媒體在一月踢爆「米粉沒有米」後，這個已存在多年的食品問題浮上了檯面，震驚社會。而在六月份的新版《食品衛生管理法》中規定了，未來經中央主管機關規定的產品，必須標示主成分所佔百分比，違者可罰三萬元到三百萬元的罰鍰。

◎問題醬油──單氯丙二醇殘留超標

五月份，供應台中知名夜市的雙鶴醬油被驗出，產品中的可能致癌物「單氯丙二醇」，含量竟比衛生署（現為衛生福利部）規定的上限標準高出超過一倍。衛生署雖指稱單氯丙二醇無急性毒害，但國外動物實驗仍認定為致癌物質，長期攝取有害人體健康。引發社會大眾對於速成醬油的釀造認知與稽查的加強掌控。

◎台灣最大菜脯廠商涉摻超量防腐劑

五月底，嘉義檢方查獲國內最大菜脯供應商「菜脯王」，涉嫌在蘿蔔乾脫水成品，包括碎脯、珍珠脯及高麗菜干等食品中，違法添加苯甲酸（防腐劑）過量高達三倍以上，共查扣商品九十六公噸。若食入過量的苯甲酸，將引起流口水、腹瀉、肚痛、心跳加快等症狀。

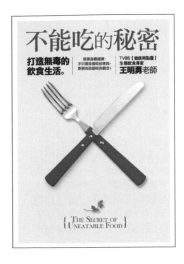

小心！繼續吃毒下去，
你就會加速老化，百病上身！

不能吃的秘密
打造無毒的飲食生活

王明勇老師◎著

想要身體健康，不只要改變吃的東西，更要改變吃的觀念！一般人不知道日常生活裡到底有多少毒？其實吃在嘴裡越美味，可能毒越多！食療專家王明勇老師將告訴你如何選擇無毒的食品以及正確的飲食方式，並特別提供三十道美味養生餐。只要跟著王老師一起打造無毒的飲食生活，就能讓你越吃越健康！

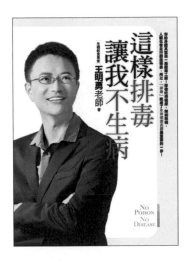

讓排毒變成一種生活習慣，
過敏、肥胖、便秘……統統不再困擾你！

這樣排毒，
讓我不生病

王明勇老師◎著

不要以為沒病沒痛就代表自己健康無虞，事實上，就算一日三餐都吃有機食物，我們的身體照樣會自行製造出毒素，再加上環境污染及不正常的生活習慣，每個人在不知不覺中都可能早已「中毒」，埋下各種慢性病的危險！因此，想讓身體永保健康，第一步就是不要繼續吃有毒的食物，第二步則是要把毒素排出來！

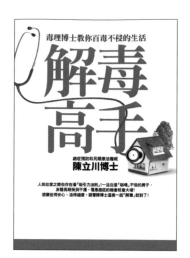

許多莫名病痛找不出原因也治不好？
小心，你可能住到「有毒的房子」了！

解毒高手
毒理博士教你百毒不侵的生活

陳立川博士◎著

家庭主婦罹癌的機會比上班族女性高出近一倍？號稱「環保」的省電裝置也隱藏著對健康的威脅？住家環境中大約隱藏了一千五百種有害物質，但往往被我們忽視了，長期接觸下來，嚴重的話甚至會致癌！毒理專家陳立川博士教我們檢測自己居住的環境，並善用各種方法「驅毒避凶」，輕鬆打造更安心、更健康的生活！

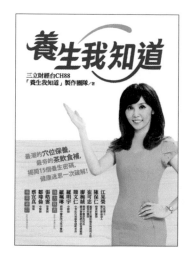

最潮的穴位保養，最夯的茶飲食補，
揭開15個養生密碼，破解健康迷思！

養生我知道

三立財經台CH88「養生我知道」製作團隊◎著

當身體發出紅色健康警訊，你是否能夠判斷出是哪個環節出了問題，並且對症下藥？本書針對現代人最關心的切身問題，破解許多道聽塗說的健康迷思，並結合中西醫觀點，提供實用的保健養生之道。只要藉由改變飲食和生活習慣，再配合簡單的穴位自療，就能幫助你活化細胞、提升免疫力，從此惱人疾病不上身！

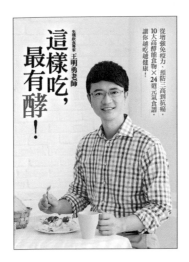

清除體內壞菌、甩掉慢性病痛，
就靠最天然、最健康的發酵食物！

這樣吃，最有酵！

王明勇老師◎著

許多人聽到「發酵」二字就敬而遠之，事實上，這是白白錯失了預防慢性病的良機。發酵食物跟醃漬品不一樣，更不是腐敗！養生專家王明勇老師將教你徹底認識由穀類、豆類、酒釀、醋和茶葉等製成的10大發酵食物，更傳授24道私房食譜，讓你輕鬆上手、美味入口，享受最天然的健康生活！

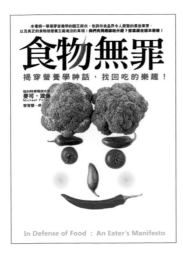

囊括紐約時報等8大暢銷排行榜冠軍！
掀起全美飲食革命的話題巨作！

食物無罪

揭穿營養學神話，找回吃的樂趣！

麥可‧波倫◎著

我們究竟應該吃什麼呢？飲食文化的研究權威麥可‧波倫在本書中提出了全新的答案，並提供了簡單的衡量標準，包括：不會壞的東西千萬不要吃；商品中含有陌生、念不出來的成分千萬不要吃；食物買貴一點，吃少一點；吃正餐，並且慢慢吃！幫助你重新學習正確的飲食方式，讓「吃」再度變成一件值得享受的事！

國家圖書館出版品預行編目資料

權威食品安全專家教你安心買，健康吃 / 文長
安 著.--初版.--臺北市:平安文化. 2013.09〔民
102〕
面；公分（平安叢書；第 423 種）
（真健康；26）
ISBN 978-957-803-871-4(平裝)

1. 健康飲食 2. 食品添加物

411.3　　　　　　　　　　102012498

平安叢書第 423 種

真健康 26

權威食品安全專家
教你安心買，健康吃

**9 個基本觀念、17 種食物陷阱、
5 大飲食原則，一次告訴你！**

作　　者—文長安
發 行 人—平雲
出版發行—平安文化有限公司
　　　　　台北市敦化北路 120 巷 50 號
　　　　　電話◎ 02-27168888
　　　　　郵撥帳號◎ 18420815 號
　　　　　皇冠出版社 (香港)有限公司
　　　　　香港上環文咸東街 50 號寶恒商業中心
　　　　　23 樓 2301-3 室
　　　　　電話◎ 2529-1778　傳真◎ 2527-0904
責任主編—盧春旭
美術設計—王瓊瑤
著作完成日期— 2013 年 01 月
初版一刷日期— 2013 年 09 月
初版四刷日期— 2015 年 08 月
法律顧問—王惠光律師
有著作權 · 翻印必究
如有破損或裝訂錯誤，請寄回本社更換
讀者服務傳真專線◎ 02-27150507
電腦編號◎ 524026
ISBN ◎ 978-957-803-871-4
Printed in Taiwan
本書定價◎新台幣 280 元 / 港幣 93 元

● 【真健康】官網：www.crown.com.tw/book/health/
● 皇冠讀樂網：www.crown.com.tw
● 小王子的編輯夢：crownbook.pixnet.net/blog
● 皇冠 Facebook：www.facebook.com/crownbook
● 皇冠 Plurk：www.plurk.com/crownbook

內頁圖 ©Fotolia、iStockphoto.com、Photoexpress、Shutterstock